Hefte zur Unfallheilkunde
Beihefte zur Monatsschrift für Unfallheilkunde, Versicherungs-, Versorgungs- und Verkehrsmedizin
Herausgegeben von J. Rehn und L. Schweiberer

Heft 118

E. Kutscha-Lissberg
R. Rauhs

Frische Ellenbogenverletzungen im Wachstumsalter

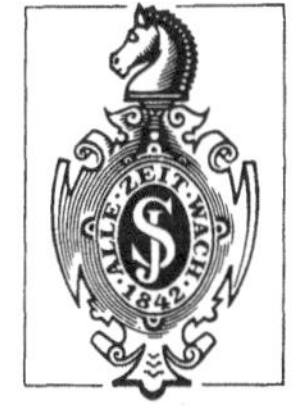

Springer-Verlag Berlin · Heidelberg · New York 1974

Herausgeber
Prof. Dr. J. Rehn
Chirurgische Klinik und Poliklinik
der Berufsgenossenschaftlichen Krankenanstalten „Bergmannsheil", Bochum

Prof. L. Schweiberer
Chirurgische Universitätsklinik, Homburg/Saar

Autoren
Dr. E. Kutscha-Lissberg und Dr. R. Rauhs
I. Chirurgische Universitätsklinik, Wien

12 Abbildungen

Library of Congress Cataloging in Publication Data
Kutscha-Lissberg, E. 1937–
Frische Ellenbogenverletzungen im Wachstumsalter.
(Hefte zur Unfallheilkunde, Heft 118)
Bibliography: p. 57
Includes index.
1. Elbow–Wounds and injuries. 2. Children–Growth
I. Rauhs, R., 1944– joint author.
II. Title. III. Series.
RD 93.5.C 4 K 87 617'.1 74.22160

ISBN-13 : 978-3-540-06949 -2 e-ISBN-13 : 978-3-642-80874-6
DOI : 10.1007 / 978-3-642-80874-6

Satz, Druck und Buchbinderarbeiten Universitätsdruckerei H. Stürtz AG, Würzburg

Vorwort

Frakturen im Ellenbogenbereich gehören zu den häufigsten Verletzungen des Wachstumsalters. Die Ergebnisse pflegen in der Regel gut zu sein, wenn die Verletzungen rechtzeitig erkannt werden und wenn sofort eine zweckmäßige Behandlung ausgeführt wird. Dies gilt besonders für Begleitverletzungen der Gefäße und Nerven.

Die Behandlung dieser Fälle hat sich im Laufe der vergangenen Jahre vielfach gewandelt. Manche konservative Therapie, wie sie früher ausgeführt wurde, mußte neueren operativen Verfahren weichen. Dadurch konnten verschiedene Behandlungsergebnisse verbessert werden.

Um die Ergebnisse der in der Lehrkanzel für Unfallchirurgie der I. Chirurgischen Universitätsklinik in Wien behandelten Fälle beurteilen zu können, wurden von den beiden Autoren E. Kutscha-Lissberg und R. Rauhs die einschlägigen 200 Fälle der letzten 5 Jahre einer kritischen Analyse unterzogen. Wertvolle diagnostische Hinweise wurden dabei hervorgehoben. Die Indikationsstellung ob konservative oder operative Behandlung wurde besonders herausgearbeitet. Ein weiteres Augenmerk wurde den Komplikationen von seiten der Gefäße und Nerven gewidmet. Schließlich wurden die Behandlungsergebnisse mit exakten Nachuntersuchungen und genauen Gelenkmessungen ausführlich geschildert.

Mit dieser Arbeit hoffen wir einen Beitrag geleistet zu haben, um die Behandlungsergebnisse dieser häufigen Verletzungen bei Kindern zu verbessern.

E. Trojan

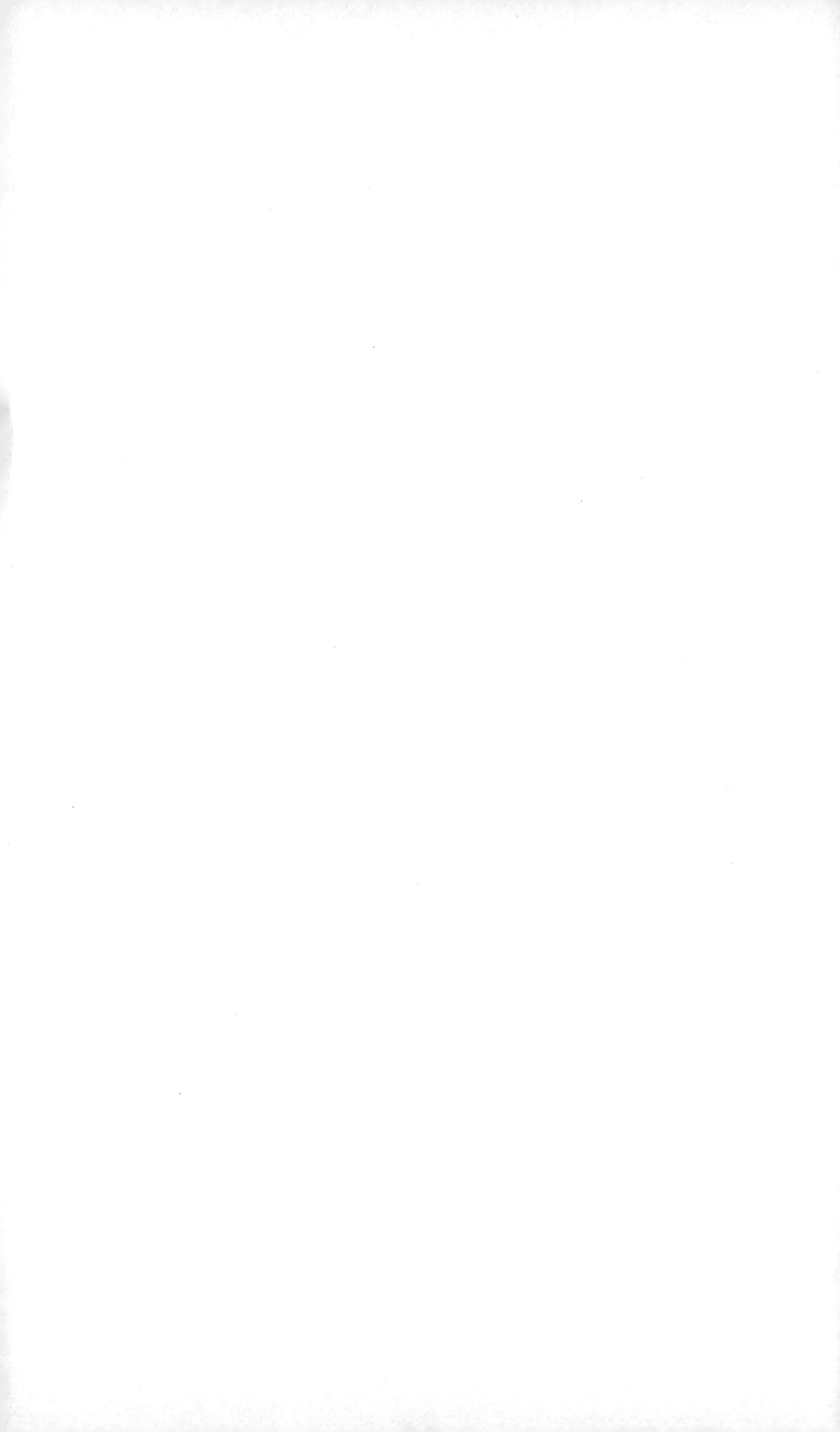

Inhaltsverzeichnis

Einleitung 1

A. Suprakondyläre Brüche (88 Fälle)

Einteilung und Verletzungsmechanismus 4
Therapie 4
Primäre Komplikationen 6
Ergebnisse 7
Diskussion 12
Schlußfolgerung 20

B. Brüche am radialen Kondylenmassiv (20 Fälle)

1. Brüche des radialen Oberarmcondylen (19 Fälle)

Einteilung und Verletzungsmechanismus 21
Therapie 22
Ergebnisse 22

2. Brüche des Capitulum humeri (1 Fall)

Verletzungsmechanismus 23
Therapie und Ergebnis 23

3. Brüche des radialen Epicondylus (0 Fälle)

Diskussion 26
Schlußfolgerung 27

C. Brüche am ulnaren Kondylenmassiv (8 Fälle)

1. Brüche des Condylus ulnaris (2 Fälle)

Übersicht 33
Therapie 33
Ergebnisse 33

2. Brüche des Epicondylus ulnaris (6 Fälle)

Einteilung und Verletzungsmechanismus 34
Therapie 35
Ergebnisse 35
Diskussion 37
Schlußfolgerung 40

D. Brüche am proximalen Ende der Ulna und des Radius (21 Fälle)

1. Brüche des Olecranon (4 Fälle)

Verletzungsmechanismus 41
Therapie und Ergebnisse 41

2. Brüche des Radiushalses (17 Fälle)

Verletzungsmechanismus 41
Therapie 43
Ergebnisse 43
Diskussion 45
Schlußfolgerung 48

E. Verrenkungen im Ellenbogenbereich (18 Fälle)

1. Verrenkungen des Ellenbogengelenkes (17 Fälle)

Verletzungsmechanismus 50
Therapie 50
Ergebnisse 51

2. Verrenkung des Speichenköpfchens (1 Fall) 52

3. Perianuläre Subluxation des Speichenköpfchens

Verletzungsmechanismus und Therapie 54

Diskussion 54

Schlußfolgerung 55

Literatur 57

Einleitung

Ellenbogenverletzungen im Wachstumsalter nehmen in der Traumatologie auf Grund der diagnostischen und therapeutischen Problematik mit Recht eine Sonderstellung ein.

Schon die klinische Untersuchung, namentlich bei Kleinkindern, ist schwierig, so daß manchmal die Frage einer primären Nervenverletzung offen bleiben wird (Edelhoff). Auch die Beurteilung des Röntgenbildes ist durch die Vielfalt der Knochenkerne und Epiphysenfugen erschwert. Aus diesem Grunde ist die generelle Forderung nach einem Vergleichsbild der gesunden Seite zu unterstreichen – fast immer wird dadurch Gewißheit in der Interpretation des Röntgenbildes erreicht.

Zur Behandlung von kindlichen Ellenbogenverletzungen stehen uns grundsätzlich konservative, halbkonservative und operative Methoden zur Verfügung, die je nach Verletzungsart eine unterschiedliche Wertigkeit aufweisen und von deren Wahl der Behandlungserfolg maßgeblich abhängt.

Düben führt die meisten schlechten Ergebnisse nach Brüchen des Ellenbogengelenkes auf diagnostische Irrtümer oder Indikationsfehler zurück. Viernstein berichtet, daß etwa jede sechste suprakondyläre Humerusfraktur in Fehlstellung verheilt und operativ korrigiert werden muß.

Diese Mitteilungen waren für uns Anlaß, die an unserer Klinik behandelten Kinder nachzuuntersuchen und im Rahmen einer „Standortbestimmung" unser therapeutisches Vorgehen kritisch zu beleuchten und wenn notwendig zu korrigieren. Andererseits soll die folgende Darstellung den mit diesen Verletzungen konfrontierten Kollegen als Leitfaden dienen, da in vielen Fällen nur durch rasche und adäquate Behandlung schwerwiegende Folgen, die bis zur völligen Gebrauchsunfähigkeit des verletzten Armes reichen können, verhindert werden.

An der Lehrkanzel für Unfallchirurgie der I. Chirurgischen Universitätsklinik in Wien wurden von 1967 bis 1971 200 frische Ellenbogenverletzungen bei 192 Kindern bis zu 14 Jahren behandelt. Davon konnten 155 1–6 Jahre nach dem Unfall nachuntersucht werden. 37 sind zu einer Nachuntersuchung nicht erschienen und wurden daher ausgeschieden.

Tabelle 1. *Alter und Verteilung von 155 frischen Ellenbogenverletzungen im Wachstumsalter*

Alter in Jahren	Suprakondylär	Kondylär radialis	Kondylär ulnaris	Epicondylus ulnaris	Olecranon	Collum radii	Luxation	Zusammen
0–5	22	8	1	0	0	0	1	32 (20,6%)
6–9	50	7	0	0	2	6	4	69 (44,5%)
10–14	16	5	1	6	2	11	13	54 (34,9%)
Insgesamt	88 (56,8%)	20 (12,8%)	2 (1,3%)	6 (3,8%)	4 (2,6%)	17 (11%)	18 (11,7%)	155

Der Anteil der Ellenbogenverletzungen betrug in unserem Krankengut etwa 5% der gesamten Knochen-Gelenkverletzungen bei Kindern und Jugendlichen.

Aus topographischen und didaktischen Erwägungen wählten wir folgende Einteilung:

A. Suprakondyläre Oberarmbrüche.

B. Brüche am radialen Kondylenmassiv:
1. Condylus radialis,
2. Capitulum humeri,
3. Epicondylus radialis.

C. Brüche am ulnaren Kondylenmassiv:
1. Condylus ulnaris,
2. Epicondylus ulnaris.

D. Brüche am proximalen Vorderarmende:
1. Olecranon,
2. Collum radii.

E. Verrenkungen im Ellenbogenbereich:
1. Luxatio cubiti,
2. Luxatio capituli radii,
3. Subluxatio perianularis capituli radii.

Tabelle 1 zeigt die Verteilung der Ellenbogenverletzungen in bezug auf Alter und Lokalisation. Auffallend ist die Häufigkeit von 44,5% im Volksschulalter, die fast ausschließlich durch suprakondyläre Frakturen bedingt ist. Im Alter von 10 bis 14 Jahren kommt es zu einem deutlichen Anstieg der Zahl der Ellenbogenluxationen und der Brüche im Bereiche des proximalen Speichenendes, während die der kondylären und suprakondylären Brüche gleichbleibt bzw. stark abfällt.

Isolierte Luxationen des Speichenköpfchens wurden im entsprechenden Zeitintervall nicht beobachtet.

A. Suprakondyläre Brüche

Einteilung und Verletzungsmechanismus

Der suprakondyläre Oberarmbruch ist mit Abstand die häufigste Verletzung im Ellenbogenbereich bei Kindern. In unserem Krankengut ist sie in fast 57% aller Ellenbogenverletzungen vertreten und kommt besonders in der Altersgruppe von 6–9 Jahren auffallend häufig vor (Tabelle 1).

Bei 54 Kindern (61%) war die linke Seite betroffen. Blount erklärt diese Tatsache damit, daß beim Sturz nach vorne meist der linke Arm, „der Schildarm", vorgestreckt wird, um die Wucht des Sturzes abzufangen.

Meist kommt es durch Gewalteinwirkung über dem Vorderarm bei gebeugtem Ellenbogengelenk oder bei Überstreckung zu Extensions- bzw. Hyperextensionsfrakturen mit charakteristischem Bruchlinienverlauf von ventral-caudal nach dorsal-cranial. Das periphere Fragment ist bei diesem Frakturtyp nach dorso-cranial und nach ulnar verschoben. Selten kommt es durch Sturz auf das gebeugte Ellenbogengelenk zu Flexionsbrüchen mit typischem, dem Extensionsbruch sinngemäß entgegengesetztem Bruchlinienverlauf. Hier liegt das gelenknahe Fragment *vor* der Achse des Oberarmes mit einer Seitenverschiebung nach ulnar.

Die Unterscheidung dieser beiden Bruchformen ist insofern von Bedeutung, als die Frakturen vom Extensionstyp bei *gebeugtem* Ellenbogengelenk reponiert sind, während der Flexionsbruch bei vorwiegend *gestrecktem* Ellenbogengelenk eingerichtet werden kann.

In unserem Krankengut fanden sich unter 88 suprakondylären Brüchen 2 (= 2,3%), die durch einen Flexionsmechanismus entstanden sind.

Therapie

Nach Lubinus, Felsenreich, Baumann teilen wir die suprakondylären Brüche entsprechend dem Dislokationsgrad in 3 Gruppen ein, die auch für die Behandlung zunächst von Bedeutung erschienen. Bei 40 Fällen der *Gruppe 1* (keine Verschiebung) stellten wir den Oberarm im Gipsverband ruhig. 21 Verletzungen der *Gruppe 2* (Verschiebung bis Schaftbreite) wurden bei geringerer Verschiebung und leichter Schwellung reponiert und im Oberarmgips für 4 Wochen ruhiggestellt. Die stark verschobenen mit ausgeprägtem Frakturhämatom wurden reponiert und percutan mit

Tabelle 2. *Grad der Verschiebung und Behandlung bei 88 suprakondylären Oberarmbrüchen im Wachstumsalter*

	OA-Gips	Reposition + OA-Gips	Bohrdrähte geschlossen	Bohrdrähte offen	Zusammen
Gruppe 1	40 (45%)	–	–	–	40 (45%)
Gruppe 2	–	8 (9%)	13 (15%)	–	21 (24%)
Gruppe 3	–	–	23 (26%)	4 (5%)	27 (31%)
Insgesamt	40 (45%)	8 (9%)	36 (41%)	4 (5%)	88 (100%)

OA = Oberarm

Bohrdrähten stabilisiert. 27 Frakturen der *Gruppe 3* (Verschiebung über Schaftbreite) wurden alle mit percutanen Bohrdrähten und anschließender Ruhigstellung für 6 Wochen im Oberarmgips versorgt. Der Gipsverband wurde bei allen Schweregraden bei rechtwinkelig gebeugtem Ellenbogengelenk angelegt und wurde sofort über eine Gummirinne noch vor Verlassen des Gipszimmers gespalten.

Zur Technik der percutanen Bohrdrahtosteosynthese sei folgendes bemerkt.

Um allen Voraussetzungen für eine schonende Reposition gerecht zu werden, führten wir den Eingriff in Allgemeinnarkose beim relaxierten Patienten durch. Beim *Extensionsbruch* wurde durch Zug am supinierten Unterarm bei gestrecktem Ellenbogengelenk die Verkürzung und die Seitenverschiebung ausgeglichen und anschließend unter Druck auf das gelenknahe Fragment von dorsal der Arm im Ellenbogengelenk gebeugt, so daß die Achsenfehlstellung in der Sagittalebene ausgeglichen wurde. Bei Brüchen vom *Flexionstyp* wurde die Verkürzung und Seitenverschiebung ebenfalls durch Längszug beseitigt, die Achsenfehlstellung aber, da es sich um eine Rekurvation handelte, in leichter Streckstellung korrigiert. Im Bildverstärker können die einzelnen Phasen der Reposition beobachtet und das Repositionsergebnis überprüft werden.

Je nach Alter des Kindes verwendeten wir Bohrdrähte von 1,4–1,8 mm Durchmesser. Um eine Verletzung des Nervus ulnaris durch den Bohrdraht zu vermeiden, wurde der Epicondylus ulnaris getastet und die Eintrittstelle des Bohrdrahtes im Bildverstärker genau kontrolliert. Der von radial kommende Bohrdraht wurde analog zum vorhergehenden vorgebohrt. Beide Drähte müssen die gegenüberliegende Corticalis perforieren. Durch vorsichtiges Bewegen des Ellenbogengelenkes wurde die Stabilität geprüft, schließlich die Drähte subcutan gekürzt und mit einem kleinen Stößel noch weiter versenkt, um nach Abklingen der Schwellung

Tabelle 3. *Primäre Komplikationen bei 88 suprakondylären Oberarmbrüchen im Wachstumsalter*

Nervenschädigung	5 (5,7%)
N. medianus	1
N. radialis	1
N. medianus und ulnaris	1
N. medianus und radialis	1
N. medianus, ulnaris und radialis	1
Durchblutungsstörung	2 (2,3%)
offene Brüche	5 (5,7%)

Tabelle 4. *Nebenverletzungen bei 88 suprakondylären Oberarmbrüchen im Wachstumsalter*

Lange Röhrenknochen	4
Schädel	1
Schlüsselbein	1
Insgesamt	6

eine Perforation der Haut zu verhindern. Nach Röntgenaufnahme wurde ein Oberarmgips angelegt, der vor Verlassen des Gipsraumes gespalten wurde. Breit offene Frakturen wurden offen reponiert und mit Bohrdrähten und Gipsverband fixiert.

Tabelle 2 zeigt die zahlenmäßige Verteilung der einzelnen Gruppen und der Behandlungsarten.

Bei den blutig reponierten Fällen handelt es sich durchwegs um breit offene Brüche, während eine punktförmig angespießte Fraktur nach Wundversorgung gedeckt reponiert und mit percutanen Bohrdrähten versorgt wurde.

Primäre Komplikationen

Neben den 5 offenen Frakturen beobachteten wir an weiteren Komplikationen bei 5 Kindern Nervenschädigungen, die in 3 Fällen mehrere Nerven betrafen. Zweimal lag eine Durchblutungsstörung mit fehlendem Speichenpuls vor. Nach sofortiger und schonender Reposition war der Puls nach einigen Tagen wieder tastbar (Tabelle 3).

Bei 6 Kindern (6,8%) war die suprakondyläre Fraktur kombiniert mit anderen Knochenbrüchen, die konservativ behandelt wurden (Tabelle 4).

Tabelle 5. *Beugung in Abhängigkeit von Schweregrad und Behandlungsart bei 88 suprakondylären Oberarmbrüchen im Wachstumsalter*

	Keine	<10°	10°	15°	Zusammen
Gruppe 1 OA-Gips	29	6	4	1	40
Gruppe 2					
Reposition + OA-Gips	2	3	2	1	8
percutane Drähte	9	2	2	–	13
Gruppe 3					
percutane Drähte	18	4	1	–	23
offen	1	2	1		4
insgesamt	59	17	10	2	88
	68%		32%		

Ergebnisse

Von 88 suprakondylären Oberarmbrüchen heilten 54 (61%) ohne Bewegungseinschränkung aus. Davon zeigten 26 eine Überstreckbarkeit bis zu 10° *ohne* Beeinträchtigung der Beugefunktion. Grad der Bewegungseinschränkung der einzelnen Gruppen bzw. nach den verschiedenen Behandlungsmethoden sind in den Tabellen 5 und 6 dargestellt.

Die Drehbewegung im Unterarm war praktisch nie beeinträchtigt, lediglich bei einem Patienten mit schwer offenem Bruch, der blutig reponiert worden war, waren Pro- und Supination je $^1/_3$ behindert.

Tabelle 6. *Streckung in Abhängigkeit von Schweregrad und Behandlungsart bei 88 suprakondylären Oberarmbrüchen im Wachstumsalter*

	Streckbehinderung keine	<10°	10°	15°	>15°	Über- streckung bis 10°	Zu- sammen
Gruppe 1							
OA-Gips	25	3	1	–	–	11	40
Gruppe 2							
Reposition + Gips	5	1	–	–	–	2	8
percutane Bohrdrähte	4	1	–	1	–	7	13
Gruppe 3							
percutane Bohrdrähte	11	3	2	1	–	6	23
offen	2	1	–	–	1	–	4
insgesamt	47	9	3	2	1	26	88
	53%			17%		30%	

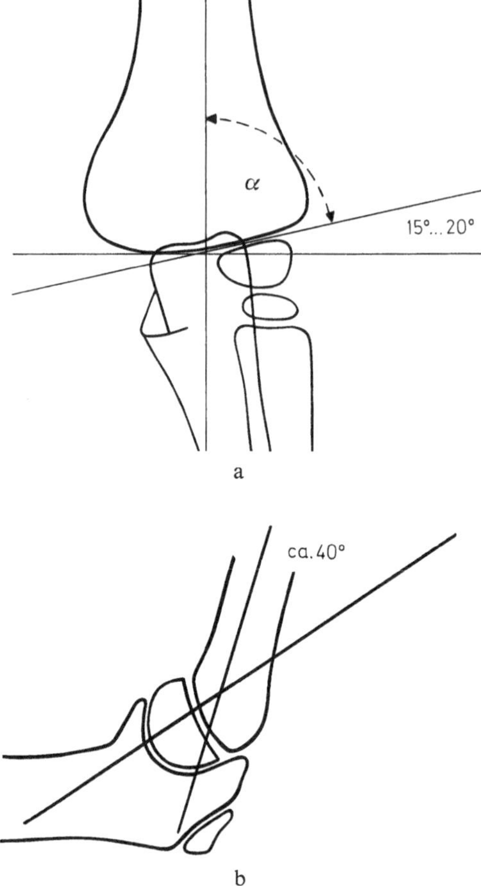

Abb. 1. a Schematische Darstellung zur Messung des Winkels α nach Baumann. b Schematische Darstellung der Messung des Humerus-Trochlearwinkels

Zur Erkennung der Achsenverschiebung in der Frontalebene wurde der Winkel α nach Baumann bestimmt (Abb. 1) und mit dem der gesunden Seite verglichen (Abb. 2). Unter einer Achsenabweichung, wie in Tabelle 7 dargestellt, ist daher die Differenz in Graden des Winkels α zur unverletzten Seite zu verstehen.

Von 88 suprakondylären Brüchen wurde bei 58 Patienten (66%) eine achsengerechte Stellung im a.-p.-Strahlengang erzielt, 26 Fälle (29,5%) heilten in Varusfehlstellung aus und bei 4 Patienten (4,5%) kam es zum Cubitus hypervalgus (vgl. Tabelle 7).

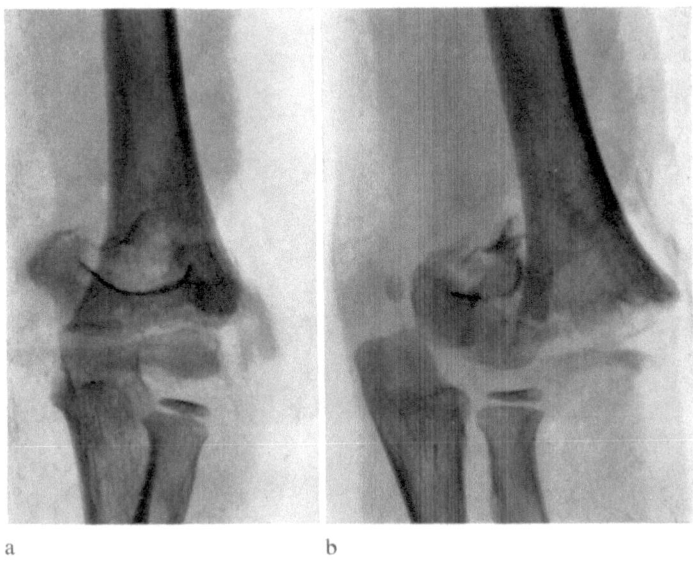

a b

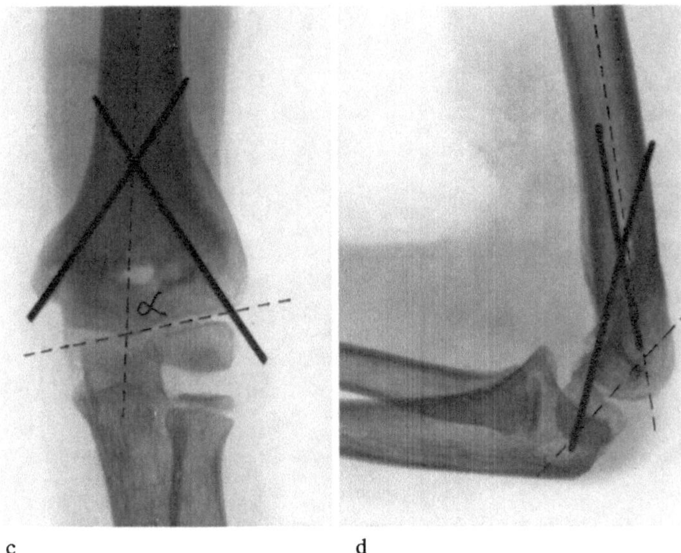

c d

Abb. 2a–h. Suprakondylärer Oberarmbruch bei einem 6jährigen Knaben. a und b Schwere Dreh- und Seitenverschiebung unmittelbar nach Einlieferung. c und d 12 Wochen nach sofort durchgeführter percutaner Bohrdrahtosteosynthese.

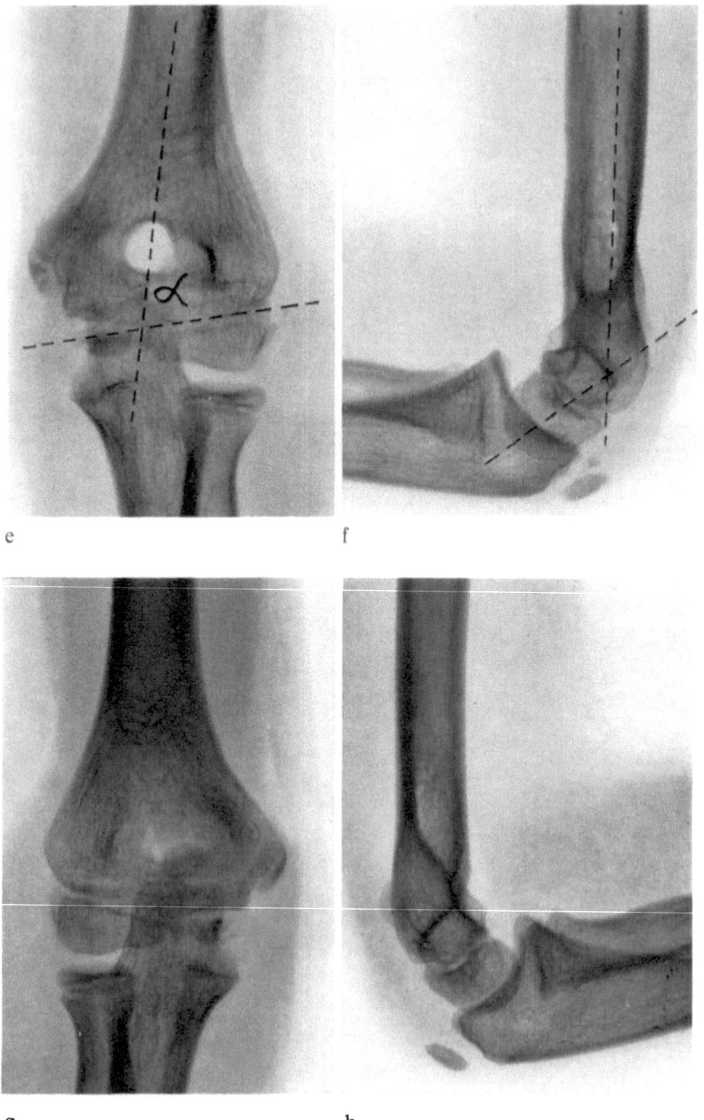

Abb. 2e—h. e und f Ergebnis 3 Jahre nach dem Unfall: Der Winkel α und der Humerus-Trochlearwinkel unverändert gegenüber Bild c u. d, klinisch keine Seitendifferenz. g und h Röntgen der Vergleichsseite

Achsenfehlstellungen in der Sagittalebene wurden durch eine Vergleichsmessung mit der unverletzten Seite des Humerus-Trochlea-Winkels im seitlichen Strahlengang geprüft (Abb. 1).

Tabelle 7. *Achsenabweichung in der Frontalebene in Abhängigkeit von Schweregrad und Behandlungsart bei 88 suprakondylären Oberarmbrüchen im Wachstumsalter*

	Varus			Seiten-gleich	Valgus			Zu-sammen
	5°	10°	15°		5°	10°	15°	
Gruppe 1								
Gips	4	2	–	30	3	1	–	40
Gruppe 2								
Reposition + Gips	3	2	2	1	–	–	–	8
percutane Bohrdrähte	3	1	–	9	–	–	–	13
Gruppe 3								
percutane Bohrdrähte	4	2	1	16	–	–	–	23
offen	2	–	–	2	–	–	–	4
insgesamt	16	7	3	58	3	1	–	88
	29,5%			66%	4,5%			

Tabelle 8. *Achsenabweichung in der Sagittalebene in Abhängigkeit von Schweregrad und Behandlungsart bei 88 suprakondylären Oberarmbrüchen im Wachstumsalter*

	Antekurvation				Seiten-gleich	Rekur-vation	Zu-sammen
	5°	10°	15°	20°			
Gruppe 1							
Gips	4	7	2	1	26	0	40
Gruppe 2							
Reposition + Gips	2	2	1	1	2	0	8
percutane Bohrdrähte	3	1	–	–	9	0	13
Gruppe 3							
percutane Bohrdrähte	3	2	–	–	18	0	23
offen, Bohrdrähte	1	–	–	–	3	0	4
Insgesamt	13	12	3	2	58	0	88
	34%				66%		

Bei 58 von 88 Kindern (66%) wurde eine achsengerechte Stellung erreicht, bei 30 (34%) kam es zu einer Antekurvation, während eine Achsenfehlstellung im Sinne einer Rekurvation nicht beobachtet wurde (Tabelle 8).

Bei den in Tabelle 3 aufgezeigten *primären* Komplikationen heilten die zwei isolierten Nervenverletzungen spontan aus. Bei Gipsabnahme war der Nervenbefund normal. Bei einem Kind mit kombinierter Verletzung von Nervus medianus und Nervus ulnaris wurde 4 Monate nach dem

Unfall eine freie Nerventransplantation beider Nerven durchgeführt. $3^1/_2$ Jahre nach dem Eingriff ist die Funktion beider rekonstruierter Nerven fast normal. Bei den übrigen kombinierten Nervenverletzungen konnten elektromyographisch bei beiden Kindern im Versorgungsgebiet des Nervus radialis Innervationsschäden festgestellt werden, die aber funktionell kaum in Erscheinung traten.

Infektionen bei den 5 offenen Brüchen wurden nicht beobachtet, auch die *Durchblutungsstörungen* normalisierten sich unmittelbar nach der Frakturreposition.

An *sekundären* Komplikationen (Behandlungsfolge) kam es nach 40 percutanen Bohrdraht-Osteosynthesen zweimal zur Verletzung des Nervus ulnaris. Bei einem Patienten wurde die Ulnarisläsion intra op. bemerkt und die Lage des Bohrdrahtes korrigiert. In diesem Falle erholte sich der Nerv völlig noch während der Gipsfixation. Beim zweiten Patienten wurde zum Zeitpunkt der Metallentfernung, unmittelbar nach Gipsabnahme (6 Wochen nach Unfall), eine Neurolyse durchgeführt, die ebenfalls zur völligen Wiederherstellung der Nervenfunktion führte.

Bei 8 Patienten perforierte einer der beiden oder beide Bohrdrähte die Haut während der Gipsfixation – es kam in keinem der Fälle zur Infektion. Auch Durchblutungsstörungen im Sinne der Volkmannschen Kontraktur konnten wir nicht beobachten.

Physikalische Nachbehandlung – Elektrotherapie – führten wir nur bei jenen Kindern durch, die als primäre oder sekundäre Komplikation eine Nervenläsion aufwiesen.

Diskussion

Beim Studium der reichhaltigen und schier unübersehbaren Literatur kristallisierte sich im wesentlichen die Frage des therapeutischen Vorgehens heraus.

Bei den unverschobenen Brüchen der Gruppe 1 ist der Behandlungsplan klar vorgezeichnet: Ruhigstellung im Oberarmgips für 3 Wochen.

Die Reposition und Fixation mit Gipsschiene in Rechtwinkelstellung ist für jene Fälle vorbehalten, die nur angedeutet verschoben sind. Bei stark dislozierten Brüchen mit geringer Schwellung kann das Repositionsergebnis in Spitzwinkelstellung im Ellenbogengelenk (50–60°) entweder mit Gipsschiene (Morger) oder einer Hals-Handgelenkschiene (Blount) gehalten werden. Bay u. Bulle prägten den Begriff des „halbkonservativen“ Verfahrens, worunter sie die gedeckte Reposition und Drahtextension nach Baumann bzw. die Nagelextension nach v. Ekesparre verstehen. Auch die percutane Bohrdrahtosteosynthese, wie sie J. Böhler angibt, wird als „halbkonservativ" bezeichnet. Die offene Reposition und nachfolgende Bohrdraht-Osteosynthese wird von Witt und Bandi empfohlen.

Weller u. Mitarb. stellen den verletzten Ellenbogen im Oberarmbrustgips ruhig, um eine Redislokation, die durch Innendrehung des nichtfixierten Oberarmes entsteht, zu verhindern.

Eher unbefriedigende Resultate veröffentlichten Hofmann, Satter u. Mitarb. sowie Teutsch u. Schmidt, die das Repositionsergebnis im Gipsverband bei Rechtwinkelstellung des Ellenbogengelenks zu halten versuchten. Dies deckt sich aber mit unseren Erfahrungen. Von 8 auf diese Weise behandelten Patienten zeigte nur einer ein optimales Ergebnis. Wesentlich besser läßt sich das Repositionsergebnis in Spitzwinkelstellung des Ellenbogengelenkes halten, wobei das Vorgehen von Blount gegenüber der Methode von Morger weitere Verbreitung gefunden hat. Obwohl wir mit dieser Methode keine Erfahrungen haben, glauben wir, daß dabei die Durchblutung gefährdet ist. Morger berichtet 1966 über *eine* Volkmannsche Kontraktur unter 105 nach seiner Methode behandelten Fällen. Markos beobachtete nach Blountscher Verbandanordnung Fälle mit leichten Zirkulationsstörungen, die sich aber ohne besondere Maßnahmen normalisierten.

Ausgezeichnete Ergebnisse werden dagegen mit der Vertikalextension nach Baumann und in der von v. Ekesparre angegebenen Extensionsanordnung erzielt. Hofmann, Hagen, Reismann u. Vittali, Bay u. Bulle sowie Jahna bezeichnen die Extensionsbehandlung als Therapie der Wahl in der Behandlung der suprakondylären Oberarmfrakturen, während J. Böhler, Schlag u. Hable, Winkler, Barz u. Hartmann und auch wir der gedeckten Bohrdrahtosteosynthese den Vorzug geben. Daum u. Mitarb. finden in ihrem Krankengut keinen Unterschied in den Behandlungsergebnissen von operativer und konservativer Therapie, und auch wir sind der Meinung, daß die Extensionsbehandlung und die percutane Bohrdraht-Osteosynthese in der Hand des Geübten gleichwertige Verfahren sind.

Bei gleichem Infektionsrisiko der beiden Methoden stellt die Verletzung des Nervus ulnaris die klassische Komplikation der gedeckten Bohrdrahtfixation dar. In unserem Krankengut kam es unter 40 auf diese Weise versorgten Patienten zweimal zur Ulnarisläsion. In beiden Fällen, einmal erst nach Neurolyse, normalisierte sich die Nervenfunktion. Auch J. Böhler sowie Schlag u. Hable beobachteten diese Komplikation, ohne daß jedoch das Spätergebnis beeinträchtigt worden wäre. Der große Vorteil der gedeckten Bohrdraht-Osteosynthese liegt in der kurzen stationären Behandlungsdauer. Die Technik ist einfach und wurde von den obengenannten Autoren ausführlich beschrieben.

Die offene Reposition sollte nur für die seltenen Fälle vorbehalten sein, bei denen die gedeckte Reposition nicht gelingt oder sich Komplikationen seitens der Durchblutung nach der Reposition nicht entscheidend bessern oder überhaupt erst auftreten. In unserem Krankengut war dies nie der Fall. Wir führten die offene Reposition nur bei breit offenen Brüchen aus.

Auf Grund der engen topographischen Beziehung einerseits und der oft beträchtlichen Dislokation andererseits sind Verletzungen der Nerven – vorwiegend des Nervus radialis und des Nervus medianus –, aber auch der Gefäße nicht selten. Besonders die Durchblutungsstörung (Fehlen des Radialispulses) ist ein alarmierendes Symptom, das eine möglichst rasche und schonende Reposition mit kontinuierlicher nachfolgender Beobachtung erfordert.

Die Frequenz primärer Nervenschädigung wird in der Literatur überraschend unterschiedlich angegeben, allerdings sind vielfach nur die verschobenen Brüche berücksichtigt (Jahna 26%, Wense 10%, Schlag 4,2%, Hofmann 1,5%). Dies spricht für die eingangs erwähnte Problematik der klinischen Untersuchung. In unserem Krankengut wurde in 4,5% der Fälle einschließlich der unverschobenen Brüche eine primäre Nervenverletzung festgestellt. Die Frage, ob mit einer spontanen Rückbildung der geschädigten Nervenfunktion zu rechnen ist, wird durch elektromyographische Verlaufskontrollen beantwortet. Glücklicherweise zeigen sowohl die primären Nervenschädigungen, als auch die Durchblutungsstörungen bei rascher schonender Reposition einen günstigen Verlauf. Im Gegensatz zu Schlag u. Hable, die nur die Durchblutungsstörung als Indikation für eine notfallmäßige Versorgung der Fraktur betrachten, führen wir sowohl bei primärer Nervenschädigung als auch bei starker Verschiebung (Gruppe 3) die Bohrdraht-Osteosynthese so bald als möglich durch, da sich einmal während der Ausnüchterungszeit eine Radialisparese bei einer Fraktur der Gruppe 3 entwickelte. Andererseits ist auch die Reparationszeit einer Nervenläsion um so geringer, je kürzer der Nerv dem schädigenden Druck ausgesetzt ist.

Die schwerwiegendste Komplikation suprakondylärer Oberarmbrüche bei Kindern ist die Volkmannsche ischämische Kontraktur. Sie kommt vorwiegend bei suprakondylären Frakturen, aber auch bei anderen Ellenbogenverletzungen vor und führt mitunter zu schwerer Verkrüppelung und Gebrauchsunfähigkeit des verletzten Armes. Unser Hauptaugenmerk muß daher darauf gerichtet sein, diese Komplikation zu verhindern, zumal Volkmann schon 1881 die Gefahr schnürender Verbände erkannte und seither die Mitschuld des Arztes in diesem Zusammenhang immer wieder diskutiert wird.

Der entscheidende Moment in der Pathogenese der ischämischen Kontraktur ist der Zusammenbruch der Mikrozirkulation, der dann eintritt, wenn der *kritische Verschlußdruck* (etwa 30 mm Hg) durch extravasale Drucksteigerung im geschlossenen Fascienraume überschritten wird. Dadurch kommt es zusätzlich zu einer venösen Stase, die ihrerseits die Zirkulation nachteilig beeinflußt – die Finger sind geschwollen, bläulich verfärbt und kühl. Die heftigen Schmerzen und die Bewegungsunfähigkeit der Finger sind als ischämische Schmerzen und Funktionsausfall der entsprechenden Muskelgruppen zu werten. Je nach Schwere und Dauer der Durchblutungsnot kommt es zur unterschiedlich ausgeprägten Muskelnekrose, die bereits nach wenigen Tagen zur typischen Volkmannschen Kontraktur führt. Anhand von rheographischen Untersuchungen konnte Poigenfürst 1964 zeigen, daß bei kunstgerecht behandelter suprakondylärer Oberarmfraktur in der Regel nach 24 Std eine ausgeprägte Schwellung im entsprechenden Ellenbogenbereich besteht, die bis zur Verdoppelung des Volumens der Vergleichsseite reichen kann. In den relativ unnachgiebigen Fascienlogen kommt es dadurch zum Druckanstieg, der nahe an den kritischen Verschlußdruck heranreicht.

Eine Antwort auf die Frage, warum es zu dieser außergewöhnlichen Schwellung und extravasalen Drucksteigerung kommt, geben experimentelle Arbeiten von Harman, der bei plötzlicher Wiederdurchblutung nach kompletter, aber auch bei *inkompletter* Ischämie eine rasch auftretende Volumenzunahme der Muskelfasern fand.

Bei stark verschobenen Extensionsbrüchen mit der typischen aus Abb. 3 ersichtlichen Dislokation kommt es weit häufiger zur Beeinträchtigung der Durchblutung, als klinisch diagnostiziert wird. Drapanas u. Mitarb. konnten an einem großen gefäßtraumatologischen Krankengut nachweisen, daß bei Arterienverletzungen nur in 24% eine offensichtliche Ischämie bestand und in 27% (!) tastbare Pulse distal der Läsion. Das heißt, daß in vielen Fällen auch bei tastbarem Speichenpuls die Durchblutung herabgesetzt sein kann (Abb. 3).

Neben der Volumenzunahme beschreiben Strock u. Majno im Experiment nach Freigabe der Zirkulation Blutverteilungsstörungen im Capillargebiet der Muskulatur, die sich erst nach Stunden normalisiert und deren Pathogenese nicht völlig geklärt ist.

Daß die capilläre Durchblutung des Muskels auch auf neurovegetativem Wege beeinflußt werden kann, beweisen jene Fälle von Volkmannscher Kontraktur, die im Rahmen einer Resektion der obliterierten Cubitalarterie durch die daraus resultierende periarterielle Sympathektomie wesentlich gebessert werden konnte (Griffiths, Baumann u.a.).

Auch die experimentellen Arbeiten von Uebermuth u. Reichmann, die an jungen Rhesusaffen nach Überdehnung des Nervus medianus und ulnaris langdauernde Capillarspasmen beobachteten, weisen in diese Richtung. Daraus geht hervor, daß die suprakondyläre Oberarmfraktur eine

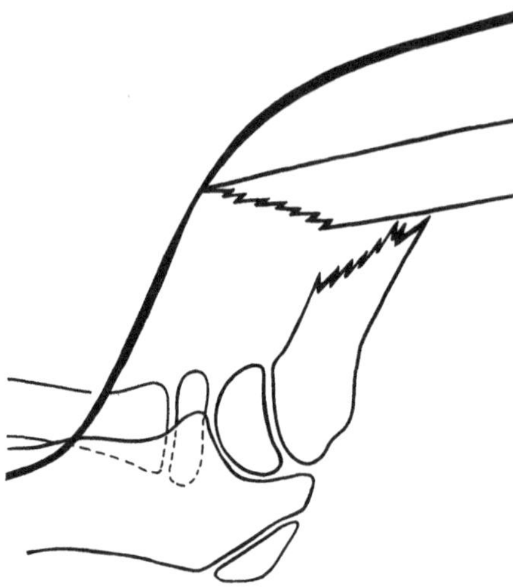

Abb. 3. Typische Verschiebung der suprakondylären Fraktur vom Extensionstyp mit Druck auf die A. cubitalis durch das proximale Fragment

gewisse, unfallbedingte Disposition zur ischämischen Kontraktur aufweist, daß aber weitere meist *behandlungsabhängige* Faktoren notwendig sind, um den kritischen Verschlußdruck zu überschreiten.

In diesem Zusammenhang kommt dem *schnürenden Verband* die größte Bedeutung zu. Die meisten Autoren (Volkmann, L. Böhler, Niederecker, Henssge u. Licka u.a.) sehen darin *die* Voraussetzung für die ischämische Kontraktur und es ist zweifellos so, daß fast alle in der Literatur beschriebenen Fälle durch schnürende Verbände entstanden sind. Bemerkenswert ist die Arbeit von Fischer, der die von Hildebrand und Denuce veröffentlichten Fälle von ischämischer Kontraktur, die ohne Verband entstanden sind, analysierte und herausfand, daß viele davon wohl ohne Gipsverband, aber doch mit anderen Verbänden behandelt worden waren, die Druckmarken hinterließen. Damit ist schon vorweggenommen, daß nicht nur ein Gips, sondern auch jeder andere zirkuläre Verband, aus welchem Material auch immer er beschaffen sein mag, zu eng werden kann. Es ist daher von wesentlicher Bedeutung, daß prinzipiell jeder Gipsverband, sei es nach operativer oder konservativer Therapie *in der Ellenbeuge* über einer Gummirinne noch vor Verlassen des Gipsraumes bis auf den letzten Faden gespalten wird. Durch die aufgebogenen Ränder läßt sich an der Innenseite des Gipses eventuell in der Ellenbeuge eine „crista cubiti" tasten, die sich ebenfalls, wie Jahna u. Poigenfürst betonen, nachteilig auf die Durchblutung auswirkt. Auch kann der Gipsverband, wenn im postoperativen Verlauf Schmerzen, Paraesthesien oder Beschwerden ähnlicher Natur auftreten, ohne Mühe mit dem Spreizer im Bereiche des Spaltes erweitert werden. Nach einer Woche wird der Spaltgips durch einen zirkulären Gipsverband ersetzt, der je nach Verletzungsart befristet wird.

Einen weiteren behandlungsabhängigen Faktor, der zu einer Verschlechterung der Durchblutung führt, sehen wir in der Fixation des Ellenbogengelenkes in *Spitzwinkelstellung*. Jahna u. Poigenfürst haben rheographisch eine erschreckend deutliche Minderdurchblutung des Unterarmes bei einem in 60° gebeugten Ellenbogengelenk gefunden, eine Tatsache, die uns der Blountschen Verbandanordnung und der Gipsfixation in Spitzwinkelstellung nach Morger ablehnend gegenüberstehen läßt.

Ohne konkrete Angaben machen zu können, ist zweifellos auch der Zeitabstand vom Unfall bis zur Reposition bei stark dislozierten Brüchen für die Entstehung der Volkmannschen Kontraktur von Bedeutung. Aber auch brüske und wiederholte Repositionsmanöver (rebellische Fraktur) können ihrer Genese Vorschub leisten, da langdauernde und wiederholte Irritation durch das proximale Bruchstück zum „Spasmus“ der Cubitalarterie führen, der durch Reizung des periarteriellen Sympathicus zur Kontraktur der Kollateralgefäße und somit zur Durchblutungsnot führt.

Wir reponieren deshalb alle verschobenen Frakturen, unabhängig von primärer Nerven- oder Durchblutungsstörung, so bald wie möglich in Allgemeinnarkose. Wir bevorzugen die percutane Bohrdraht-Osteosynthese, um das Repositionsergebnis zu halten und um neuerliche Fehlstellungen zu vermeiden. Ohne Zweifel kann dies auch durch die verschiedenen Extensionsverfahren erreicht werden.

Nach operativer, aber auch nach konservativer Behandlung ist die Überwachung der Durchblutung von besonderer Wichtigkeit. Blaß-livide Verfärbung und Unbeweglichkeit der Finger, vor allem aber Schmerzen sind Zeichen, die in Richtung Volkmannscher Kontraktur weisen und einer unverzüglichen *kausalen* Behandlung bedürfen. (Abnahme schnürender Verbände, Freilegung der Ellenbeuge, eventuell Fascienspaltung.) Nach Beobachtungen von Jahna und nach unseren Erfahrungen ist ein *primär* fehlender Speichenpuls in vielen Fällen erst nach einigen Tagen wieder tastbar, so daß dieses Symptom, wenn es auch *nach* der Reposition vorhanden ist, keine Indikation für eine operative Revision darstellt, vorausgesetzt, daß der verletzte Arm schmerzfrei ist und die Finger gut beweglich und durchblutet sind.

Sollte die Durchblutungsstörung in den nächsten 1 bis 2 Std nach der Reposition nicht entscheidend gebessert sein, bzw. tritt die Ischämie erst nach Einrichten des Bruches auf, so ist die unverzügliche Revision des Gefäß-Nervenstranges in der Ellenbeuge unumgänglich. In seltenen Fällen ist die Arterie im Bruchspalt eingeklemmt, so daß die Durchblutungsnot durch Befreiung des Gefäßes behoben werden kann. Über einschlägige Fälle berichten Brinkmann, Lipskomb u. Burleson sowie Baumann.

Die Resektion und/oder Unterbindung einer akut thrombosierten oder komplett durchtrennten Cubitalarterie bei einer frischen suprakondylären Fraktur, wie sie Griffiths, Key und Conwell (zit. nach Baumann) und Pömpner erfolgreich durchgeführt haben, halten wir für zu gefährlich, da es unter bestimmten, kaum abschätzbaren Umständen zur Minderdurchblutung der Extremität kommen kann. In diesem Zusammenhang werden immer wieder von Lanz u. Wachsmuth – leider unvollständig – zitiert, wonach die Arteria brachialis in der Ellenbeuge *vor* Abgang der Arteriae recurrentes ohne Gefahr ligiert werden kann, da der Kollateralkreislauf über das Rete olecrani für die Durchblutung des Unterarmes ausreicht. Jedoch weisen beide Autoren darauf hin – diese Einschränkung wird nie zitiert –, daß der Kollateralkreislauf durch Weichteilquetschung insuffizient werden kann, so daß eine Ischämie des Unterarmes durchaus im Bereich der Möglichkeit liegt. So ist auch die von P. Buri publizierte Amputationsrate nach Verletzungen der Arteria brachialis im II. Weltkrieg von 26% zu verstehen. Wir stellen deshalb die Kontinuität der verletzten Arterie nach Gesichtspunkten der modernen Gefäßchirurgie prinzipiell wieder her.

Auf Grund dieser Behandlungsprinzipien ist die ischämische Kontraktur als Komplikation in der Behandlung von suprakondylären Oberarmbrüchen eine Seltenheit geworden. So zeigen große Statistiken von L. Böhler, Jahna u. Poigenfürst, Henrikson, V. Hofmann u.a., daß diese Komplikation nur bei verschleppten Fällen vorkommt. Daraus geht auch eindeutig hervor, daß die ischämische Kontraktur kein unabwendbares Schicksal darstellt, das bereits zum Unfallzeitpunkt, wie Uebermuth u. Reichmann meinen, feststeht.

Die Frage der ärztlichen Mitschuld, die im Bereiche der Möglichkeit liegt, kann jedoch nur durch genaues Studium des Einzelfalles erschöpfend beantwortet werden.

Hat sich einmal eine Volkmannsche Kontraktur gebildet, so ist ein Dauerschaden unvermeidbar, jedoch kann durch operative, aber auch durch konservative Therapie die Funktionsfähigkeit des betroffenen Armes mitunter erheblich verbessert werden.

Bei leichten bis mittelschweren Fällen können im Frühstadium durch eine Quengelverbandbehandlung die Kontrakturen wesentlich gebessert werden. Bei schweren Fällen oder Versagen der funktionellen Behandlung führt Witt eine Fasciektomie mit gleichzeitiger Neurolyse des Medianus und Ulnaris durch.

Page, Scaglietti u.a. verlagern den Ursprung der gesamten Beugemuskulatur nach distal und verbessern auf diese Weise die Kontrakturen.

Schink konnte bei allen 9 Patienten, die auf diese Weise behandelt worden waren, die Gesamtsituation des verkrüppelten Armes, insbesondere aber die Kontrakturen, wesentlich bessern.

Jahna u. Poigenfürst berichten über gute Ergebnisse nach Verkürzungsosteotomie beider Vorderarmknochen.

Steinhäuser konnte durch Resektion des luxierten Speichenköpfchens bei 2 Patienten eine jahrelang bestehende Kontraktur entscheidend beeinflussen.

Trotz dieser erfreulichen Teilerfolge kann das anzustrebende Ziel nicht in der Behandlung, sondern nur in der Verhütung der ischämischen Kontraktur liegen, zumal auslösende iatrogene Komponenten nicht immer von der Hand zu weisen sind.

Im Gegensatz zur Volkmannschen Kontraktur ist die Fehlstellung im Sinne eines verminderten Cubitus valgus bzw. Cubitus varus eine relativ häufige Komplikation, deren Entstehung nicht völlig geklärt ist.

Blount führt die Entstehung eines Cubitus varus auf Wachstumsstörungen des Condylus radialis zurück. Baumann betont nachdrücklich, daß auf Grund seiner Messungen die Varusfehlstellungen immer Ausdruck einer nicht exakten Reposition bzw. sekundären Verschiebung ist, wobei die Innenrotation des peripheren Fragmentes, die sich röntgenologisch kaum nachweisen läßt, die genannte Fehlstellung in die Wege leitet. Auch Corticalisdefekte, sowohl ulnar als auch radial, werden von Schlag u. Hable für eine Achsenfehlstellung in der Frontalebene verantwortlich gemacht. In neuerer Zeit hat diese Theorie, die die Varusfehlstellung als Ausdruck einer Wachstumsstörung ansieht, durch interessante Untersuchungen von Magerl u. Zimmermann neue Impulse erhalten.

Bemerkenswert in dieser Hinsicht ist unser Krankengut. Von 40 primär unverschobenen suprakondylären Oberarmbrüchen heilten 10(!) mit Achsenfehlstellung in der Frontalebene aus. Gegen das Vorliegen einer Wachstumsstörung spricht in unserem Material, daß die Fehlstellung nach Abnahme des Gipsverbandes (3 Wochen) konstant blieb (V. Hofmann).

Analoge Verhältnisse fanden wir bei den reponierten Brüchen. Bei allen mit Fehlstellung in beiden Ebenen ausgeheilten Fällen kam es zu *keiner* Änderung der Achsenknickung in der Zeit von Gipsabnahme und Nachuntersuchung, so daß auch hier eine sekundäre Verschiebung bzw. eine nicht optimale Reposition als sicher gelten kann.

Schlußfolgerung

Nach Analyse unserer Behandlungsergebnisse, aber auch nach Vergleich mit den Ergebnissen in der Literatur, erweist sich die percutane Bohrdrahtosteosynthese als ausgezeichnete Behandlungsmethode bei suprakondylären Oberarmbrüchen. Die schlechtesten Resultate werden – dies geht auch aus unserem Krankengut hervor – durch Reposition und Gipsfixation in Rechtwinkelstellung erzielt. Diese Methode werden wir zugunsten der percutanen Bohrdrahtfixation verlassen, d.h., daß wir auch geringgradig verschobene Brüche auf diese Weise versorgen werden. Die bisherige Unterteilung nach der Dislokation in 3 Gruppen ist somit für die Behandlung der suprakondylären Frakturen von geringem Wert, da es hier auf die Frage der Verschiebung, nicht aber auf deren Ausdehnung ankommt.

Die Volkmannsche ischämische Kontraktur kann fast immer verhindert werden. Als wesentliche Momente für ihre Verhütung erachten wir:

1. rasche und schonende Reposition (Allgemeinnarkose und Muskelrelaxantien),
2. Vermeidung sekundärer Verschiebungen (percutane Bohrdraht-Osteosynthese, bzw. Extensionsverfahren),
3. exakte Verbandtechnik unter Vermeidung extremer Gelenkstellungen (sofortiges Spalten des Gipsverbandes bis auf den letzten Faden *in* der Ellenbeuge),
4. kurzfristige, an die Behandlung anschließende Verlaufskontrollen!

Wesentlich größeres Augenmerk als bisher ist den primär unverschobenen Brüchen zuzuwenden, da in unserem Krankengut etwa $^1/_4$ mit Fehlstellung ausheilten. Diesen hohen Anteil wird man durch kurzfristige Kontrollen und gegebenenfalls durch Umgipsen senken können.

B. Brüche am radialen Kondylenmassiv

Zu den Verletzungen am radialen Kondylenmassiv zählen wir Brüche des:

1. Condylus radialis (19 Fälle),
2. Capitulum humeri (1 Fall),
3. Epicondylus radialis (0 Fälle).

1. Brüche des radialen Oberarmkondylen (19 Fälle)

Einteilung und Verletzungsmechanismus

Diese Bruchform ist in der Wachstumsperiode nach der suprakondylären Oberarmfraktur am häufigsten. Blount, Morger u.a. geben eine Frequenz von etwa 19% aller Ellenbogenbrüche bei Kindern an. In unserem Krankengut ist diese Frakturform nicht so häufig und liegt bei 12,2%.

Die altersmäßige Verteilung zeigt einen Gipfel im Vorschulalter (0 bis 5 Jahre). Gegen Ende der Wachstumsperiode geht die Frequenz deutlich zurück (Tabelle 1).

Der radiale Condylus kann bei *longitudinaler* Krafteinwirkung abbrechen. Dabei kann es durch Sturz auf die Hand – bei gestrecktem Ellenbogen – durch Kraftübertragung über die Speiche zur Abscherung des Condylus kommen. Der Bruchspalt beginnt in der Höhe der ulnaren Begrenzung des Speichenköpfchens und zieht nach cranial-radial (Typ I nach Milch). Es kann aber auch durch Sturz auf den gebeugten Ellenbogen der Condylus abgesprengt werden, wobei die Kante der Gelenkfläche des Ellenhakens als Keil wirkt. In diesen Fällen verläuft der Bruchspalt durch den radialen Anteil der Trochlea (Typ II nach Milch).

Bei *transversaler* Krafteinwirkung kommt es durch Abduktion im Ellenbogengelenk zur Abscherung des radialen Condylus, die nach dem Bruchlinienverlauf dem Typ I entspricht, während es durch Adduktion zu Abrißfrakturen kommt, die dem Typ II zuzuordnen sind.

Die für die Behandlung und Prognose bedeutungslose Differenzierung der Bruchformen ist besonders im Vorschulalter in vielen Fällen nicht möglich, da im Röntgenbild nur der Knochenkern des Oberarmköpfchens sichtbar ist.

Tabelle 9. *Lokalisation, Therapie und Bewegungseinschränkung bei 20 Brüchen im radialen Oberarmkondylenbereich im Wachstumsalter*

Lokalisation			Beugung			Streckung		
			frei	< 10°	> 10°	frei	< 10°	> 10°
Condylus radialis								
ohne Verschiebung	konservativ	9	9	—	—	9	—	—
leichte Verschiebung		5	4	1	—	5	—	—
starke Verschiebung	operativ	3	2	1	—	2	1	—
+ Luxation		2	1	1	—	—	1	1
Capitulum humeri		1	—	—	1	—	1	1
Epicondylus radialis		—	—	—	—	—	—	—
Insgesamt		20	16	3	1	16	3	2

Therapie

Nach Beck teilen wir die radialen Kondylenbrüche entsprechend dem Dislokationsgrad in 4 Gruppen ein. Unverschobene (Gruppe 1) und kaum verschobene Brüche (Gruppe 2) behandelten wir konservativ, alle stark verschobenen Brüche (Gruppe 3), aber auch die mit einer Luxation kombinierten (Gruppe 4) wurden operativ versorgt. Als Osteosynthese wurde einmal eine Naviculareschraube und viermal Bohrdrähte gewählt.

Frakturen der Gruppe 1 und 2 wurden für 4 Wochen im Oberarmgipsverband bei Rechtwinkelstellung fixiert, alle operativ versorgten Fälle wurden in der gleichen Position für 6 Wochen ruhiggestellt. Die Metallentfernung erfolgte nach Gipsabnahme, sobald es die Hautverhältnisse erlaubten.

Komplikationen seitens der Verletzung oder Behandlung wurden nicht beobachtet.

Ergebnisse

Alle Patienten kamen innerhalb der ersten 24 Std nach dem Unfall zur Behandlung. Von 19 Brüchen des radialen Kondylen heilten 14 ohne Bewegungseinschränkung aus. Die Flexion war, ebenso wie die Extension, bei 3 Kindern eingeschränkt, während die Pronation dreimal und die Supination einmal angedeutet behindert waren (Tabelle 9).

Die Beurteilung der Röntgenbilder erfolgte unter demselben Gesichtspunkt wie bei den suprakondylären Brüchen.

2 Patienten der Gruppe 3 zeigten einen verminderten Valgus von 5°, Fehlstellungen im Sinne eines Hypervalgus oder in der Sagittalebene kamen nicht vor.

Bei 2 Kindern kam es nach Verschraubung bzw. Bohrdraht-Osteosynthese am lateralen Condylus zu vorzeitigem Verschluß der Epiphysenfuge ohne nachfolgende Fehlstellung, bei 14 Fällen zu einer Acceleration des Wachstums gegenüber der Vergleichsseite.

2. Brüche des Capitulum humeri (1 Fall)

Verletzungsmechanismus

Diese Bruchform ist bei Kindern sehr selten und kommt nur unmittelbar vor Beendigung der Wachstumsperiode vor. Über die Häufigkeit finden sich auch in den schon erwähnten Monographien von Blount und Ehalt keine Angaben. In unserem Material kam diese Bruchform nur einmal unter 155 Ellenbogenverletzungen vor (0,2%).

Über den Verletzungsmechanismus hat L. Böhler schon 1930 ausführlich berichtet. Er fand, daß für eine Fraktur des Capitulum humeri zwei anatomische Voraus setzungen vorhanden sein müssen, nämlich eine Überstreckbarkeit im Ellenbogengelenk und vermehrter Cubitus valgus. Bei Sturz auf das gestreckte bzw. überstreckte Ellenbogengelenk wird durch Krafteinwirkung über das Speichenköpfchen der ventrale Anteil des Oberarmköpfchens abgeschert, nach cranial verlagert und nach vorne gedreht. Bei diesem Verletzungsablauf kommt es zur Luxation im Humero-Radialgelenk mit vermehrter Valgusstellung, die zu Läsionen der Bänder an der Innenseite des Ellenbogengelenkes führt.

Bei unserem Fall – einer 14jährigen Patientin – waren die konstitutionellen Voraussetzungen gegeben.

Therapie und Ergebnis

Von den verschiedenen therapeutischen Möglichkeiten, auf die wir später noch zurückkommen werden, wählten wir die blutige Reposition mit Verschraubung von einem dorsalen Zugang. Um einer durch Imobilisation entstehenden Bewegungseinschränkung aus dem Wege zu gehen, wurde vom zweiten postoperativen Tag ab mit *aktiven* Bewegungsübungen begonnen, mit anderen Worten, es wurde von einer Ruhigstellung des Ellenbogens abgesehen. Im weiteren Verlauf kam es zur knöchernen Heilung des verschraubten Fragmentes, die Metalle wurden 6 Monate nach der Operation entfernt. Bei der Nachuntersuchung nach

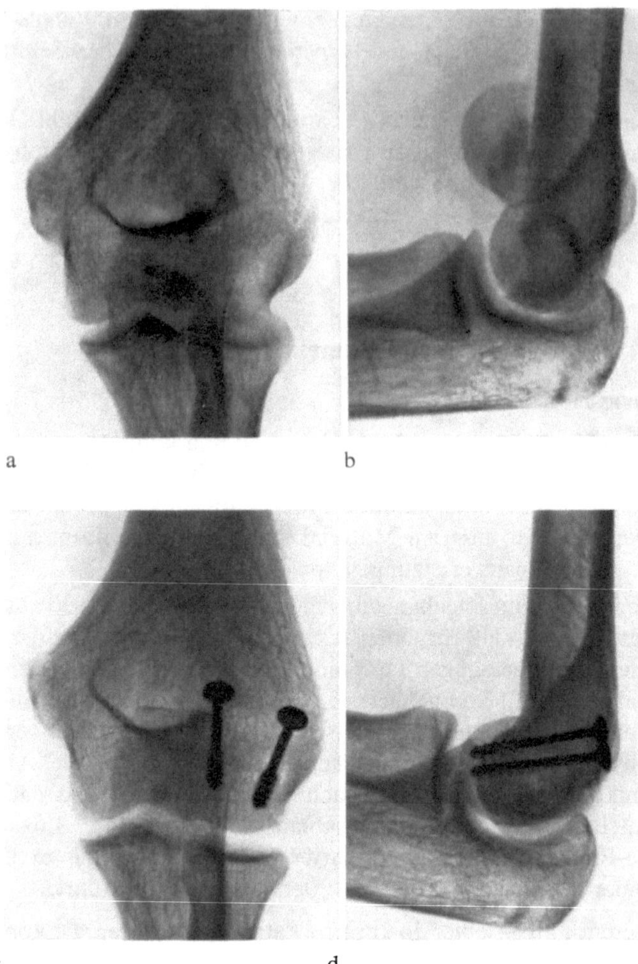

Abb. 4a—h. Bruch des Oberarmköpfchens (links) bei einem 14jährigen Mädchen. a und b Dislokation nach proximal. Die Fraktur im ap-Bild nicht erkennbar. c und d Unmittelbar nach der von dorsal durchgeführten Verschraubung. Keine Gipsfixation. e und f 5 Jahre nach Unfall deutliche Weichteilverknöcherung. Klinisch: Beugebehinderung 20°, Streckbehinderung 30°, Drehung frei (Vergleiche Text). g und h Vergleichsbild der gesunden Seite

5 Jahren fand sich eine Verknöcherung der ventralen Gelenkkapsel mit einer entsprechenden Streckhemmung von 30°(!) und einer Beugebehinderung von 20°. Die Drehbewegung war frei (Abb. 4).

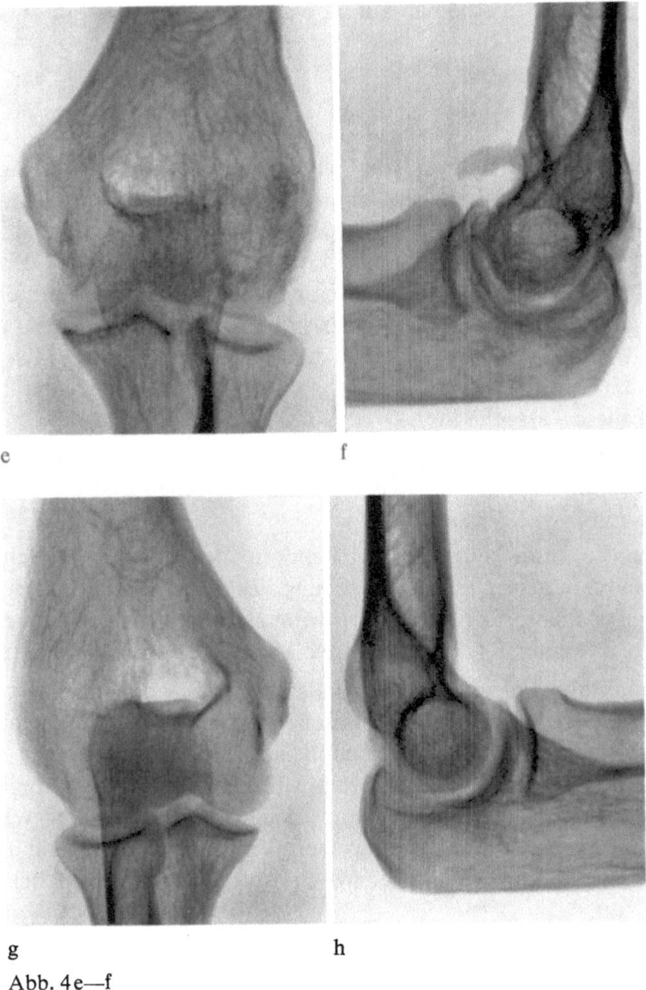

Abb. 4e—f

3. Brüche des radialen Epicondylus (0 Fälle)

Diese Bruchform ist sehr selten und kommt auch außerhalb des Wachstumsalters kaum vor. Baumann erklärt diese Tatsache damit, daß das radiale Seitenband nicht an der Speiche direkt, sondern am Ligamentum anulare ansetzt. Bei forcierter Belastung des Bandes kommt es daher nicht zum Abriß des Epicondylus, sondern das Ligamentum anulare wird nach proximal gezogen. Die seltenen Fälle, wo der Epicondylus radialis abgebrochen ist, sind immer auf direkte Gewalteinwirkung zurückzuführen.

Diskussion

Frakturen des radialen Condylus heilen unter der Voraussetzung einer frühzeitigen anatomischen Reposition fast immer ohne Spätschäden aus. Der Grund für das häufig schlechte Spätergebnis dieser Verletzung liegt praktisch immer daran, daß sie als solche nicht erkannt wird. Pseudarthrose, Wachstumsstörung mit Achsenfehlstellung im Sinne eines Cubitus hypervalgus mit nachfolgender Ulnarisschädigung ist der nahezu gesetzmäßige Verlauf einer unbehandelten äußeren Kondylenfraktur. Die reichhaltige Literatur, die sich mit der Behandlung dieser Spätschäden befaßt, weist auf diese Tatsache hin.

Beck berichtet, daß von 60 derartigen Verletzungen nur 26 am ersten Tag zur Behandlung kamen, 19 innerhalb von 2 Wochen und die restlichen 15 Verletzten *nach* 2 Wochen.

Die Diagnose kann besonders bei Kindern im Vorschulalter schwierig sein. Manchmal deutet nur eine Drehung des ovalen Knochenkernes des Oberarmköpfchens (Röntgen der unverletzten Seite!) oder ein schalenförmig abgetrennter Knochensaum der Metaphyse auf eine Fraktur hin.

Das Behandlungsziel entspricht grundsätzlich dem der intraartikulären Brüche, nämlich frühzeitige anatomische Reposition der Fragmente. Bei unverschobenen oder kaum verschobenen Brüchen wird man dieses Ziel auf konservativem Weg mit Reposition und/oder Oberarmgips erreichen. Besondere Bedeutung kommt den Röntgenkontrollen während der ersten Tage zu, da nur auf diese Weise eine eventuelle sekundäre Verschiebung, die immer in der ersten Woche auftritt, erkannt und behandelt werden kann.

Stark verschobene oder mit einer Luxation im Ellenbogengelenk einhergehende Brüche des Condylus radialis stellen nach Ehalt, Hofmann, J. Böhler, Baumann sowie Driessen u. Binnendijk eine absolute Indikation zur Operation dar, während Blount, Morger, Smith, McLearie und Merson erst dann operieren, wenn entweder die Reposition nicht gelingt oder es zu einer sekundären Verschiebung kommt.

Auch wir wählen bei den stark verschobenen Brüchen den operativen Weg ohne vorhergehende Repositionsversuche, da wir die Risiken der Operation als wesentlich geringer einschätzen, als die der nicht exakten Reposition oder der sekundären Verschiebung. Um die Epiphysenfuge nicht zu sehr zu schädigen, erachten wir die Stabilisierung mit zwei divergierenden Bohrdrähten von 1,2–1,4 mm Durchmesser als die beste Form der Osteosynthese, da wir bei Verschraubungen oder bei dickeren

Bohrdrähten Epiphysenfugenverknöcherungen beobachten konnten (Abb. 5 und 6). Aber auch Ernährungsstörungen des Fragmentes, die infolge Durchtrennung des Kapsel- und Bandapparates im Rahmen der Reposition vorkommen, führen zu Dauerschäden. So schreibt Düben treffend: „Keinesfalls darf die anzustrebende stufen- und lückenlose Adaptation der Bruchflächen unter Durchtrennung der Kapsel-Bandverbindung erkauft werden." Poigenfürst weist eindringlich auf die Folgen derartiger Fehler an Hand eines Falles hin.

Brüche des Capitulum humeri kommen im Kindesalter nach Angabe der Literatur offenbar äußerst selten vor, am ehesten unmittelbar vor Beendigung des Wachstums. Bei ihnen ist das Bruchstück völlig von den ernährenden Gefäßen abgetrennt. Interessanterweise kommt es aber selten zur Nekrose, sondern – auch bei Fehlstellung – zur knöchernen Konsolidierung. Bei Erwachsenen empfehlen L. Böhler, Wustmann und Baumann das abgebrochene Stück zu entfernen, halten aber einen gedeckten Repositionsversuch für gerechtfertigt. Watson-Jones lehnt auf Grund schlechter Ergebnisse die Exstirpation ab und führt die blutige Reposition und Fixation durch. J. Böhler tritt auf Grund guter Erfahrungen für die konservative Reposition ein, die sich bei allen seinen 6 Fällen ohne Schwierigkeiten durchführen ließ.

Wir haben uns bei dieser 14jährigen Patientin primär zur Operation entschlossen, da wir eine übungsstabile Osteosynthese anstrebten. Trotz (oder wegen?) der vom zweiten postoperativen Tag an durchgeführten *aktiven* Bewegungsübungen ist es zu einer deutlichen Bewegungseinschränkung gekommen, die vermutlich auf Kapselverknöcherung zurückzuführen ist. Es ist nicht ausgeschlossen, daß die frühzeitige Bewegung, auch wenn sie aktiv durchgeführt wurde und völlig schmerzlos war, die Ursache für dieses unbefriedigende Behandlungsergebnis ist.

Schlußfolgerung

Bei Brüchen des radialen Oberarmkondylen kommt wegen der diagnostischen Schwierigkeiten – besonders bei Kindern im Vorschulalter – dem Vergleichsröntgen der gesunden Seite besondere Bedeutung zu.

Unsere guten Ergebnisse führen wir darauf zurück, daß wir alle unsere Patienten noch innerhalb der ersten 24 Std nach dem Unfall behandelt haben. Bei unverschobenen oder kaum verschobenen Brüchen ist das konservative Vorgehen gerechtfertigt, während wir bei stark verschobenen Brüchen sofort ohne vorhergehende Repositionsversuche die Osteosynthese mit dünnen, divergierenden Bohrdrähten empfehlen. Die Verschraubung des radialen Condylus ist in diesem Zusammenhang

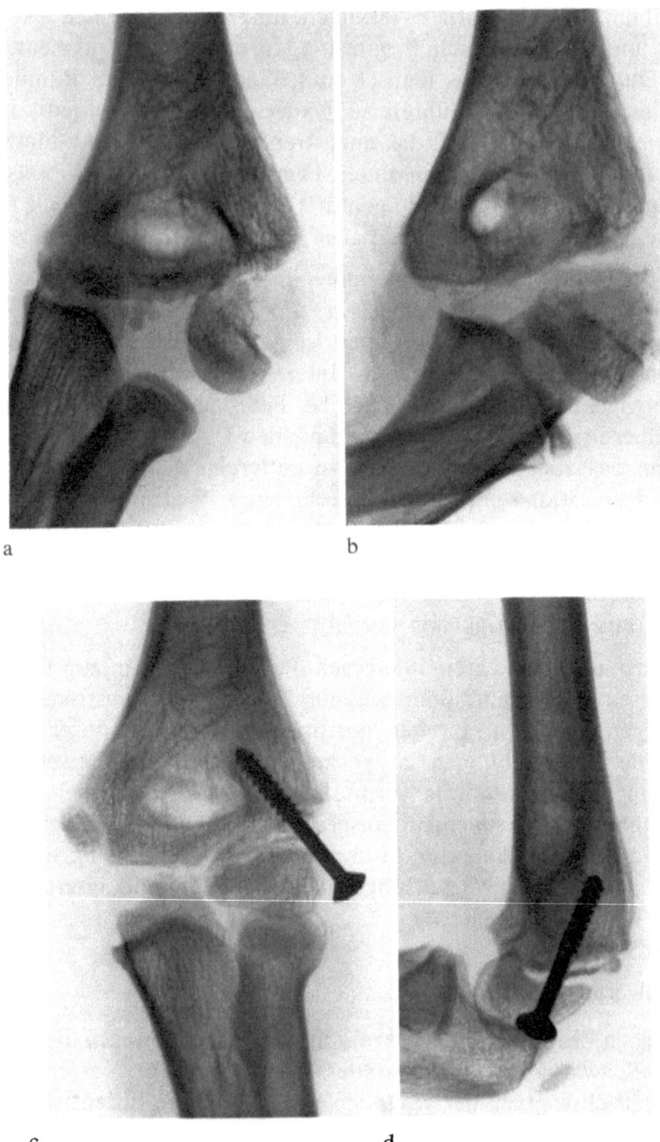

Abb. 5a—h. Bruch des radialen Condylus (links) mit Verrenkung des Ellenbogens nach ulnar bei einem 10jährigen Knaben. (Epiphysenverknöcherung durch falsche Wahl der Osteosynthese). a und b Verdrehung des radialen Condylus nach radial und ventral. c und d 4 Wochen nach offener Reposition und Verschraubung. e und f Nach 2 Jahren vorzeitiger Epiphysenschluß, durch Druck auf die Wachstumsfuge. Freie Funktion. g und h. Vergleichsseite 2 Jahre nach dem Unfall

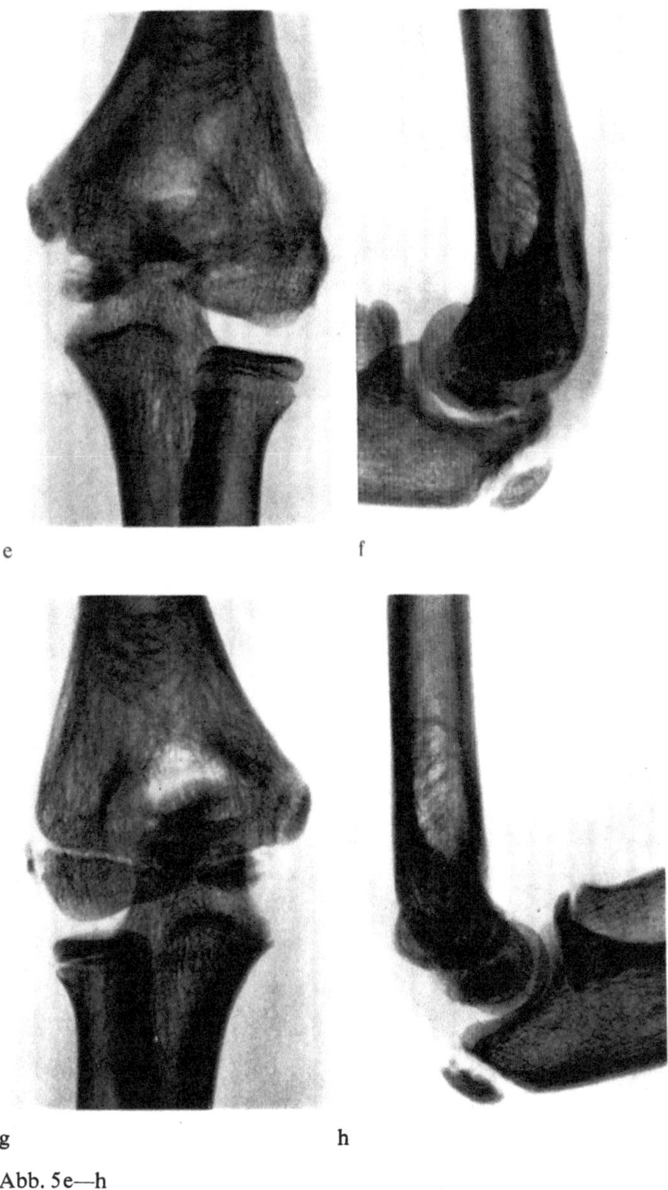

e f

g h

Abb. 5e—h

abzulehnen, da die Gefahr der Wachstumsfugenverknöcherung zu groß ist. Besonderes Augenmerk ist auf die über den Kapsel-Bandapparat laufenden, ernährenden Gefäße zu richten, d.h., das oft schwer zu re-

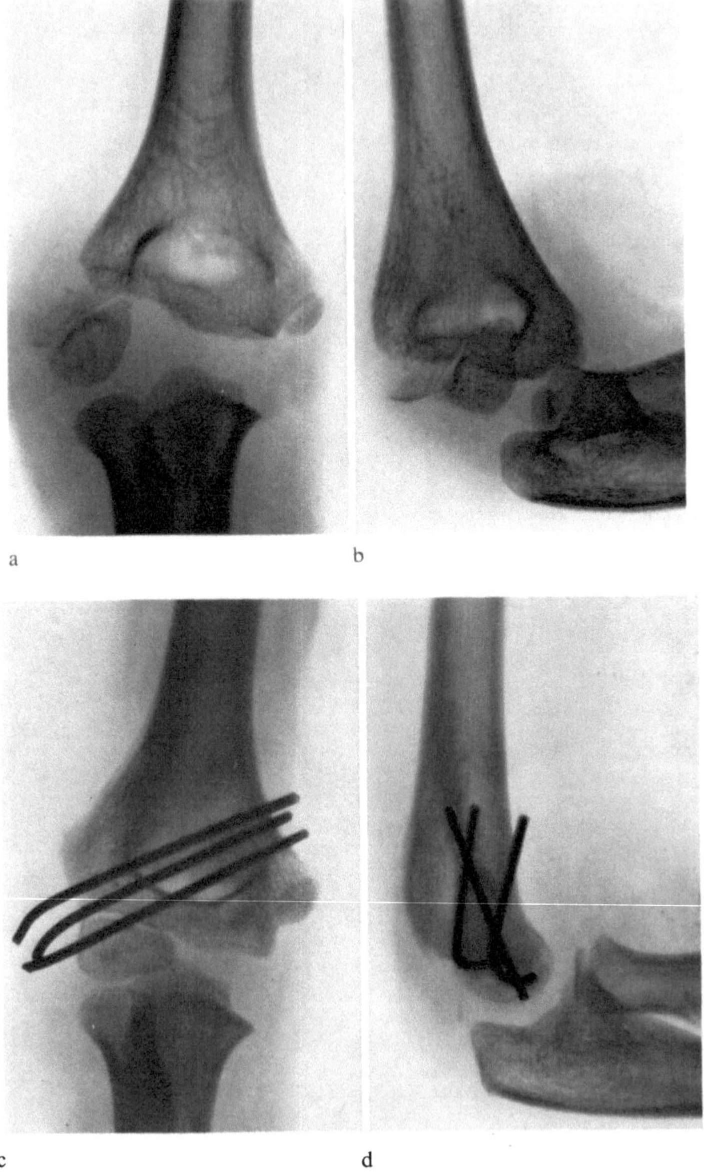

Abb. 6a–h. Bruch des radialen Condylus rechts bei einem 6jährigen Mädchen. (Epiphysenverknöcherung durch zusätzliche Schädigung der Wachstumsfuge durch zu dicke Spickdrähte). a und b. Unmittelbar nach Einlieferung: Starke Verschiebung in beiden Ebenen. c und d. 4 Wochen nach offener Reposition und Osteosynthese mit zu *dicken* Bohrdrähten. e und f. Eineinhalb Jahre nach Osteosynthese, vorzeitiger Epiphysenschluß bei freier Funktion. g und h. Vergleichsbilder der gesunden Seite

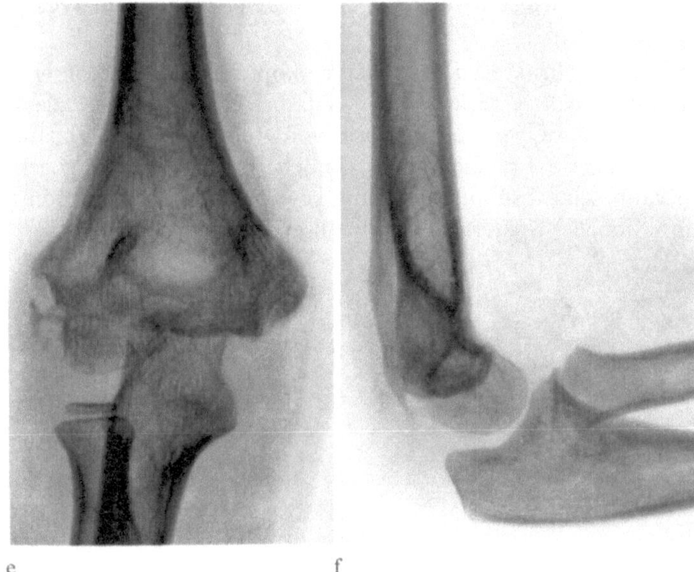

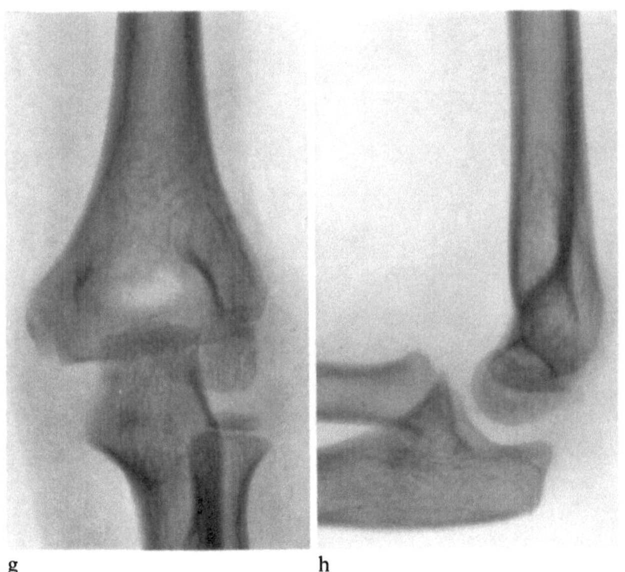

Abb. 6e—h

ponierende Fragment darf keinesfalls von den ernährenden Weichteilen abgetrennt werden.

Bei den seltenen Frakturen des Oberarmköpfchens ist ein konservativer Repositionsversuch gerechtfertigt. Erst bei Nichtgelingen desselben empfehlen wir die Operation in Form von Reposition und Fixation, da das völlig isolierte Fragment meist knöchern zur Einheilung gebracht werden kann. Eine Frühmobilisierung gewährleistet nicht unbedingt ein gutes funktionelles Spätergebnis, wie unser Fall zeigt.

C. Brüche am ulnaren Kondylenmassiv

Dazu zählen wir die Brüche des:

1. Condylus ulnaris (2 Fälle)
2. Epicondylus ulnaris (6 Fälle)

1. Brüche des Condylus ulnaris (2 Fälle)

Übersicht

Diese Bruchform ist bei Kindern außerordentlich selten und findet auch im Schrifttum wenig Beachtung. Blount widmet dieser Verletzung in seiner Monographie nur wenige Zeilen, in anderen Übersichtsarbeiten, z.B. bei Morger wird sie nicht erwähnt. Der Grund hierfür dürfte in der relativen Problemlosigkeit, sowohl in der Diagnose als auch bezüglich der Behandlung liegen.

Wir konnten unter 155 nachuntersuchten Ellenbogenverletzungen nur zweimal eine Fraktur des ulnaren Kondylen beobachten. Dies entspricht einer Häufigkeit von 1,3%. Bei unseren Fällen ließ sich kein charakteristischer Verletzungsmechanismus ableiten. Baumann ist der Ansicht, daß diese seltenen Bruchformen durch direkte Gewalteinwirkung zustande kommen.

Therapie

Bei einem Fall, der keine Verschiebung des Fragmentes zeigte, wurde das Ellenbogengelenk im Oberarmgipsverband für 4 Wochen ruhiggestellt. Bei einem Kind war der abgebrochene Condylus nach dorsal und cranial verschoben, sodaß wir ohne konservativen Repositionsversuch offen reponierten und das Fragment mit zwei dünnen divergierenden Bohrdrähten fixierten. Die Ruhigstellung im Oberarmgipsverband wurde für 6 Wochen befristet. Beide Patienten wurden innerhalb von 24 Std nach dem Unfall behandelt.

Ergebnisse

Tabelle 10 zeigt das funktionelle Behandlungsergebnis. Primäre oder sekundäre Komplikationen seitens der Durchblutung oder Nerven-

Tabelle 10. *Bewegungseinschränkung bei 2 ulnaren Kondylenbrüchen im Wachstumsalter*

		Beuge-behinderung	Streck-behinderung		Drehung
		keine	keine	10°	frei
Condylus ulnaris					
unverschoben (konservativ)	1	1	1	–	1
verschoben (operativ)	1	1	–	1	1
Insgesamt	2	2	1	1	2

versorgung traten nicht auf, jedoch fand sich bei dem operierten Kind nach Gipsabnahme eine Weichteilverknöcherung, die zur Zeit der Nachuntersuchung nach 2 Jahren *ohne* Therapie nicht mehr zu sehen war (Abb. 7). Achsenfehlstellungen in beiden Ebenen waren nicht zu vermerken.

2. Brüche des Epicondylus ulnaris (6 Fälle)

Einteilung und Verletzungsmechanismus

Diese Bruchform am ulnaren Kondylenmassiv ist bedeutend häufiger als der Kondylenbruch. Unter 155 Patienten konnte ein isolierter Abriß des ulnaren Epicondylus ohne Luxation sechsmal (= 3,8%) gefunden werden. Als Begleitverletzung bei 18 Ellenbogenluxationen war der Epicondylus ulnaris viermal abgerissen, sodaß wir der von Blount angegebenen Häufigkeit von 8% mit 6,4% schon deutlich näher kommen. Der Einfachheit halber – aber auch zur besseren Vergleichsmöglichkeit des funktionellen Resultates – werden die als Begleitverletzung auftretenden Brüche nicht an dieser Stelle, sondern bei der Besprechung der Luxationen berücksichtigt.

Der Entstehungsmechanismus ist klar und einleuchtend; es kommt bei forcierter Zugbelastung des inneren Kollateralbandes zum Abriß des Epicondylus, wobei auch der an dieser Stelle ansetzende gemeinsame Ursprung der Beugemuskulatur bezüglich der Dislokation eine Rolle spielt. Nach Baumann, Morger u.a. reißt der Epicondylus immer an der Apophyse, erkenntlich am schmalen Knochensaum, und nicht wie Smith meint im Wachstumsfugenbereich. Die Unterscheidung scheint jedoch schwierig zu sein. Alle Abrißbrüche, auch die als Begleitverletzung bei Luxationen auftraten, fielen in die Altersgruppe von 10–14 Jahren (Tabelle 1).

Tabelle 11. *Bewegung in Abhängigkeit von Schweregrad und Behandlungsart bei 6 Frakturen des Epicondylus ulnaris*

		Beuge-behinderung	Streck-behinderung		Dreh-behinderung	
		keine	keine	10°	keine	Endlagen
Epicondylus ulnaris						
kaum verschoben (<3 mm) konservativ	4	4	4	–	4	–
stark verschoben (>3 mm) operativ	1	1	1	–	1	–
intraartikulär operativ	1	1	–	1	–	1
Insgesamt	6	6	5	1	5	1

Therapie

Die 4 Frakturen des ulnaren Epicondylus, die nicht oder weniger als 3 mm verschoben waren, wurden konservativ im Oberarmgipsverband behandelt. Bei 2 Fällen mit Dislokation über 3 mm oder Interposition des abgerissenen Epicondylus im Gelenkspalt (ohne Luxation) stellten wir die Indikation zur offenen Reposition. Die Fixation wurde einmal mittels Naviculareschraube und einmal mit Bohrdrähten durchgeführt und bei beiden Fällen das Ellenbogengelenk im Gipsverband für 6 Wochen ruhiggestellt.

Ergebnisse

Das funktionelle Resultat zeigt Tabelle 11. Lediglich bei dem Patienten mit der größten Verschiebung und Interposition im Gelenk fand sich eine geringgradige Bewegungseinschränkung als Ausdruck der offensichtlich stärksten Schädigung des umgebenden Kapsel- und Bandapparates. Auch kam es bei diesem Fall – trotz Verschraubung – zu einer straffen Pseudarthrose (Abb. 8).

Eine weitere Pseudarthrose, die das Behandlungsergebnis weder subjektiv noch objektiv beeinflußte, hatte sich bei einem kaum verschobenen Abrißbruch gebildet.

Primäre oder sekundäre Irritationen des Nervus ulnaris waren in unserem Material nicht zu verzeichnen.

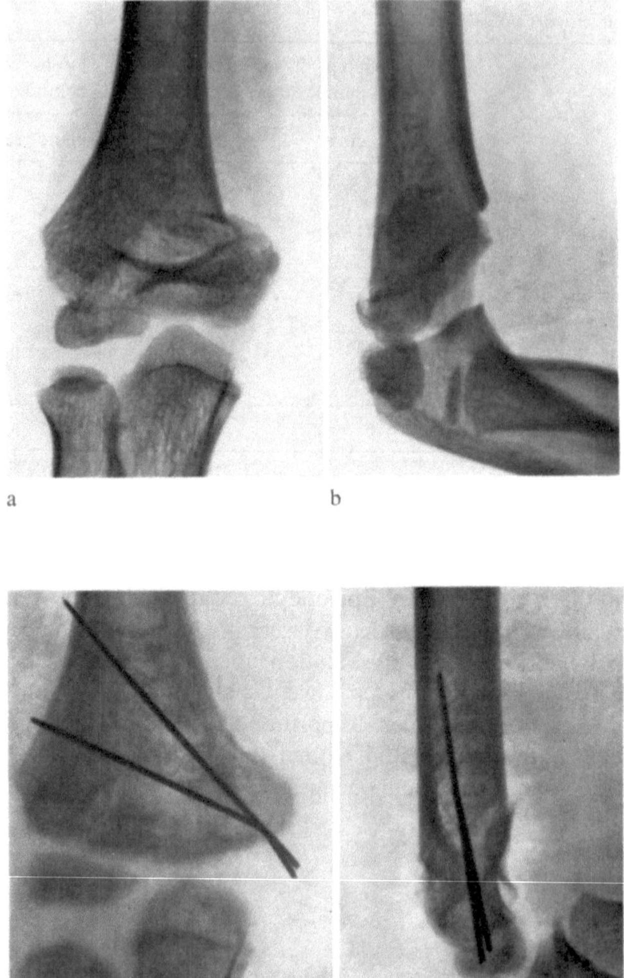

Abb. 7a–h. Bruch des ulnaren Kondylenmassives bei einem 8jährigen Mädchen. a und b. Deutliche Stufenbildung mit Cubitus varus im primären Bild. c und d. Nach offener Reposition und Osteosynthese mit *dünnen* Bohrdrähten. e und f. Nach 7 Wochen mächtige Weichteilverknöcherung an der Beugeseite des Oberarmes. g und h. Nach 2 Jahren völlige spontane Rückbildung der Verknöcherung. Klinisch freie Funktion

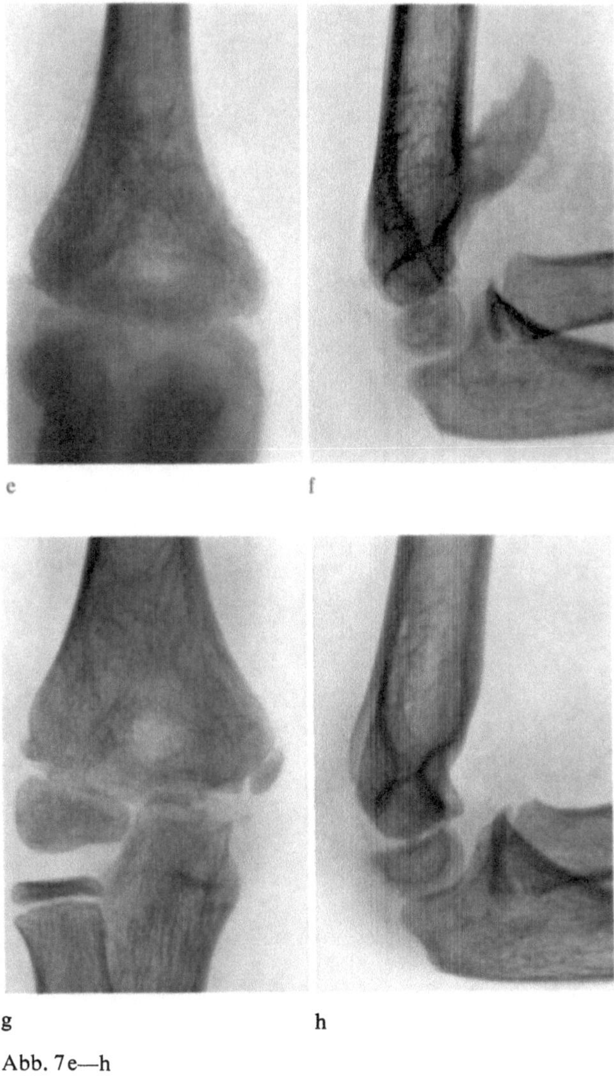

Abb. 7e—h

Diskussion

Die seltenen ulnaren Kondylenbrüche sind im Röntgen leicht zu erkennen und geben auch in ihrer Behandlung wenig Anlaß zur Diskussion.

Entschließt man sich auf Grund der fehlenden Dislokation zur konservativen Therapie, so muß die primär gute Stellung – besonders in den ersten 14 Tagen – röntgenologisch kontrolliert werden. Auch

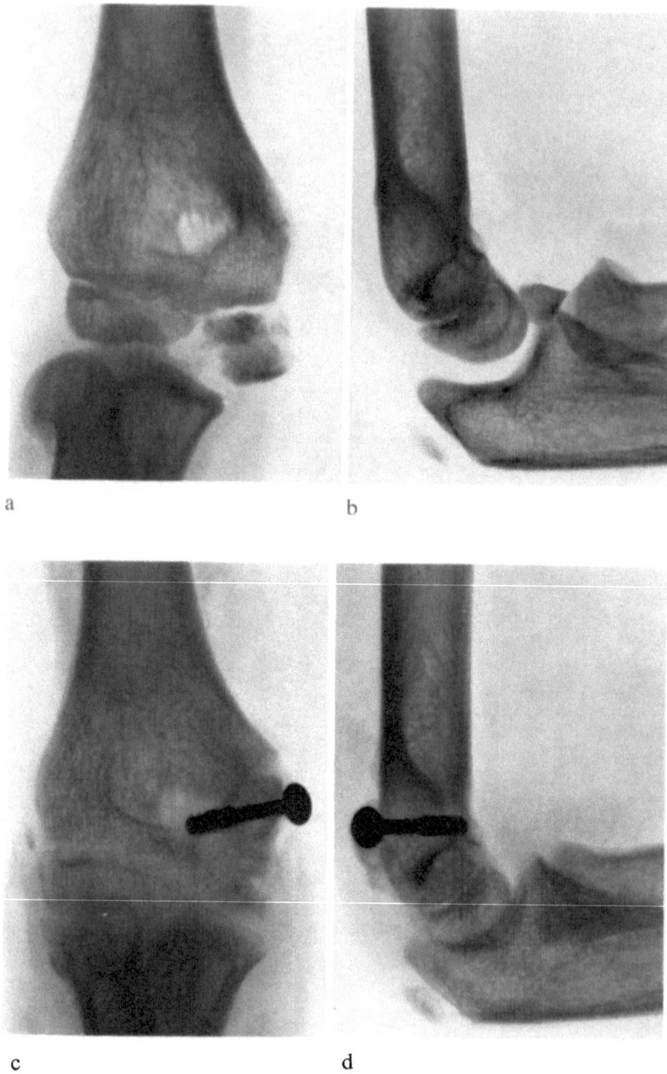

Abb. 8a–h. Abriß des Epicondylus ulnaris rechts bei einem 10jährigen Knaben. a und b. Im primären Bild der Epicondylus ulnaris im Gelenkspalt interponiert. c und d. 6 Wochen nach Verschraubung. e und f. Straffe Pseudarthrose nach 2 Jahren bei freier Funktion und ungestörter Innervation. g und h. Vergleichsbild der gesunden Seite

Baumann schätzt die Gefahr einer sekundären Verschiebung als relativ groß ein, die bei intraartikulären Brüchen umso eher zu einem schlechten Behandlungsergebnis führt. Bemerkenswert ist die in Abb. 6

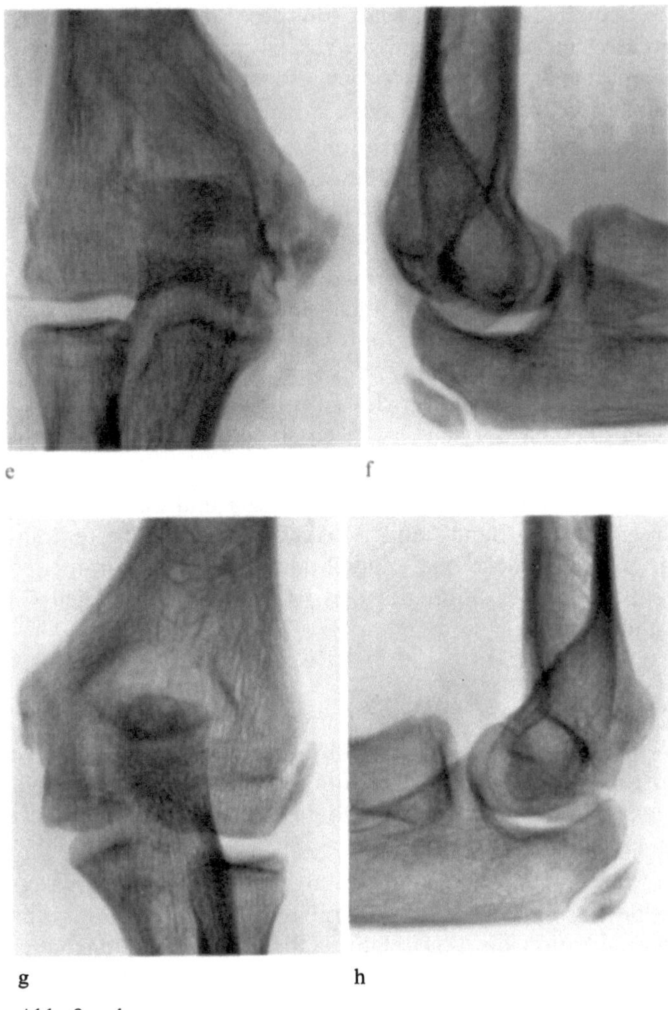

e f

g h

Abb. 8e—h

dargestellte mächtige Weichteilverknöcherung, die ohne Therapie völlig verschwand. Seit L. Böhler ist die frühzeitige schonende Reposition und die Vermeidung einer unzweckmäßigen Nachbehandlung (Massage und passive Bewegungsübungen) die sicherste Gewähr zur Verhütung von Weichteilverknöcherungen. Die von Henningsen vorgeschlagene systematische Röntgenbestrahlung scheint uns nicht notwendig zu sein.

Brüche des Epicondylus ulnaris sind typische Begleitverletzungen bei Ellenbogenluxationen, die sicher wesentlich häufiger vorkommen, als man im Rahmen der Erstuntersuchungen röntgenologisch nachweisen kann. Wittich ist der Ansicht, daß Interposition des Fragmentes aber auch primäre Ulnarisparesen nur bei zusätzlicher Luxation vorkommen. Beide Symptome stellen nach Wittich, Baumann und Morger eine absolute Indikation zur Operation dar.

Wir operieren, wenn eine Dislokation von mehr als 3 mm besteht, da in diesen Fällen der Ansatz der Flexoren nach distal verlagert ist. Dies kann manchmal zu einer Streckbehinderung im Ellenbogengelenk führen.

Bei Irritationen des Nerven soll man den Eingriff nicht auf den Epicondylus beschränken, sondern auch eine Vorverlagerung des Nervus ulnaris durchführen. Trotz Fixation wird man die Bildung einer Pseudarthrose nicht immer verhindern können (Baumann, Driessen u. Binnendijk). Für die Funktion des Ellenbogengelenkes spielt es keine Rolle, kann aber nach Ehalt bezüglich späteren Rentenbegehrens von Bedeutung werden.

Bei kleinen Bruchstücken, die schlecht zu fassen sind, ist die Exstirpation mit Reinsertion des Band- und Muskelansatzes die beste Methode, während größere Stücke mit Zugschraube oder Bohrdrähten fixiert werden sollen. Die Fixation mit den früher oft verwendeten Catgutnähten ist abzulehnen.

Schlußfolgerung

Bei den seltenen ulnaren Kondylenbrüchen, die eingerichtet werden müssen, ist die primäre offene Reposition und Bohrdraht-Osteosynthese die Methode der Wahl, da man nur so die Gelenkfläche optimal wiederherstellen kann.

Bei Abrißfrakturen des Epicondylus ulnaris sehen wir die Fragmentinterposition im Gelenk und die primäre Ulnarisläsion als absolute Operationsindikation an. Als relative Operationsindikation halten wir eine Dislokation von mehr als 3 mm für richtig. Die Form der Osteosynthese hängt von der Größe des abgerissenen Bruchstückes ab und wird oft erst intra op. entschieden werden können. Die Verschraubung, Bohrdraht-Osteosynthese und Exstirpation sind für das funktionelle Resultat gleichwertige Verfahren.

Bei primärer Ulnarisschädigung wird die Vorverlagerung des Nerven empfohlen. Wir haben mit dieser Komplikation keine eigenen Erfahrungen.

D. Brüche am proximalen Ende der Ulna und des Radius

1. Brüche des Olecranon (4 Fälle)

Verletzungsmechanismus

Der Bruch des Ellenhakens kommt durch Sturz auf den gebeugten Ellenbogen zustande und ist bei Kindern im Gegensatz zu den Erwachsenen wesentlich seltener. Ehalt begründet diese Tatsache damit, daß Kinder im allgemeinen nicht auf den gebeugten Ellenbogen stürzen. Er führt auch das seltene Vorkommen der suprakondylären Flexionsbrüche darauf zurück. In unserem Krankengut kamen unter 155 Ellenbogenverletzungen 4 Fälle mit Ellenhakenbrüchen zur Behandlung, was einer Häufigkeit von 2,6% entspricht. Die altersmäßige Verteilung ist auf Tabelle 1 dargestellt.

Im wesentlichen gibt es zwei Bruchformen: Den klassischen Querbruch und den seltenen Längsbruch – nach Ehalt auch als Meißelbruch bezeichnet – der praktisch nur bei Kindern vorkommt.

Therapie und Ergebnisse

Drei unverschobene Brüche des Ellenhakens wurden konservativ im Oberarmgips für 4 Wochen behandelt. Bei einem 12jährigen Knaben wurde die Fraktur wegen breiter Diastase und aktivem Streckausfall offen reponiert und mit einer Zuggurtung stabilisiert. Obwohl die Osteosynthese belastungsstabil war, stellten wir den Ellenbogen bis zum Abschluß der Wundheilung im Oberarmgips ruhig. Das Osteosynthesematerial wurde nach 8 Wochen entfernt (Abb. 9).

Primäre oder sekundäre Komplikationen wurden nicht beobachtet.

Bei der Nachuntersuchung fand sich bei allen Kindern ein seitengleiches funktionelles Ergebnis, lediglich der operativ versorgte Bruch zeigte im Vergleichsröntgenbild einen deutlichen Wachstumsvorsprung.

2. Brüche des Radiushalses (17 Fälle)

Verletzungsmechanismus

Bei Sturz auf das gestreckte Ellenbogengelenk und auf den pronierten Unterarm kommt es bei Kindern zu Frakturen im Radiushalsbereich,

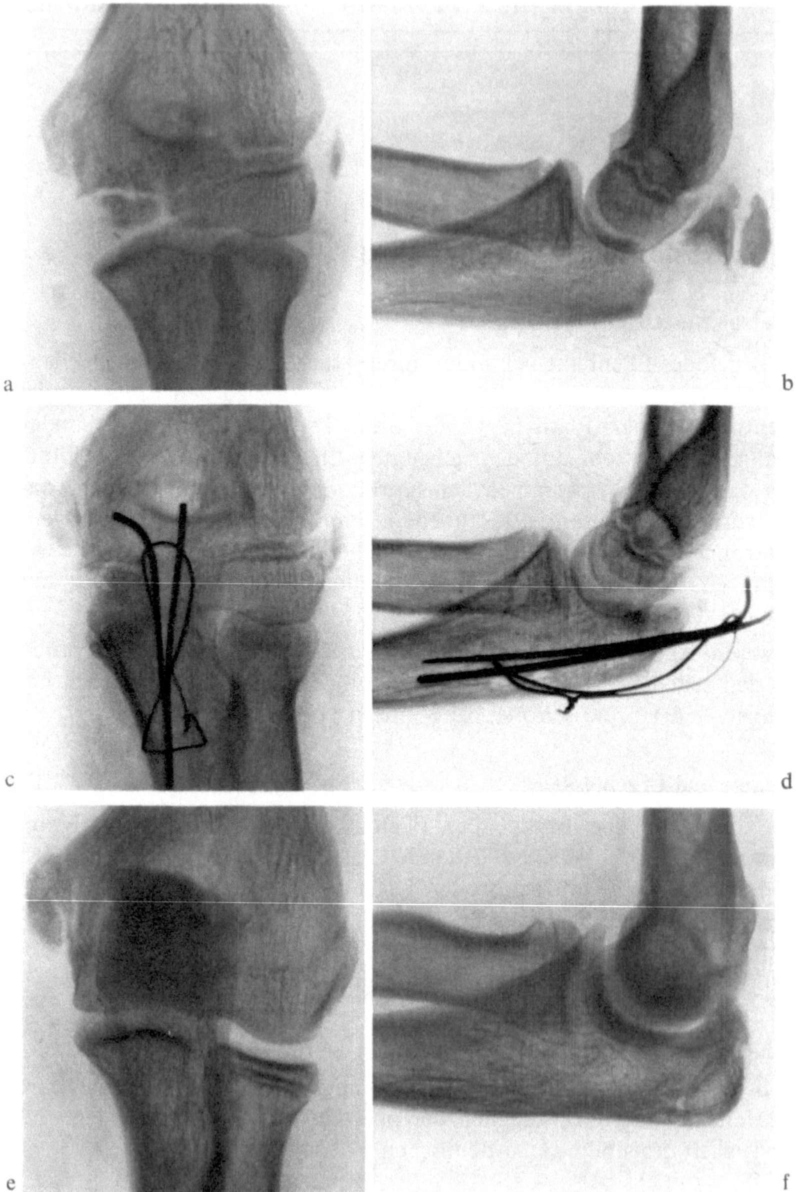

Abb. 9a–f. Bruch des Ellenhakens bei einem 12jährigen Knaben. a und b. Breite Diastase am Seitenbild als Ausdruck des insuffizienten Streckapparates. c und d. 6 Wochen nach Zuggurtung. e und f. Restitutio ad integrum nach eineinhalb Jahren

seltener zu Epiphysenlösungen. Derselbe Verletzungsmechanismus bewirkt beim Erwachsenen Brüche des Radiusköpfchens. Der Bruch des Radiushalses ist im Wachstumsalter nicht selten und wird von Blount mit 4,5% angegeben. In unserem Krankengut ist diese Verletzung mit 11% doch wesentlich zahlreicher vertreten.

Die Diagnose ist besonders im Vorschulalter (0–5 Jahre) durch das Fehlen des Knochenkernes praktisch unmöglich, worauf zum Teil die ausgesprochene Seltenheit dieser Bruchform in diesem Alter zurückzuführen ist. Ehalt vermutet, daß so manche ungeklärte Deformität des Ellenbogenskeletes auf nicht diagnostizierbare Frakturen im Radiushalsbereich zurückzuführen sind.

Therapie

Das therapeutische Vorgehen hängt vom Grad der Achsenfehlstellung ab. Bei einer Achsenknickung bis 10° wurde das Ellenbogengelenk ohne Reposition für 3 Wochen im Oberarmgipsverband ruhiggestellt (8 Fälle). Bei stärkerer Achsenabweichung wurde bei 8 Patienten versucht, die Knickung durch Varisierung im Ellenbogengelenk und Druck auf das nach lateral gekippte Speichenköpfchen zu reponieren (Oppolzer). Bei 3 Patienten gelang damit die Einrichtung, bei 5 Patienten führte diese Methode nicht zum Ziel. Bei diesen gelang es, unter dem Bildverstärker das Radiusköpfchen mit einem Steinmann-Nagel percutan an die richtige Stelle zu bringen. Auch bei einem völlig abgeglittenen Speichenköpfchen wurde diese von J. Böhler angegebene Methode mit Erfolg angewandt. Allerdings mußte in diesem Fall (Abb. 10) das reponierte Speichenköpfchen mit einem Bohrdraht durch das Humero-Radialgelenk fixiert werden (Witt).

Ergebnisse

Tabelle 12 zeigt das funktionelle Resultat. Die Bewegung in der Sagittalebene war bei allen Patienten praktisch frei, die Pronation war zweimal endlagenbehindert und einmal um 1/3 eingeschränkt. Die Supination war einmal angedeutet und einmal um 30° behindert.

Bei der transartikulären Fixation des Radiusköpfchens nach Witt kam es nach 2 Wochen *während* der Gipsfixation zum Bruch des Bohrdrahtes. Abgesehen von dieser Komplikation wurden keine unliebsamen Nebenerscheinungen beobachtet.

Im Röntgen fand sich zur Zeit der Nachuntersuchung in einem Drittel der Fälle eine deutliche Wachstumsbeschleunigung der verletzten Seite.

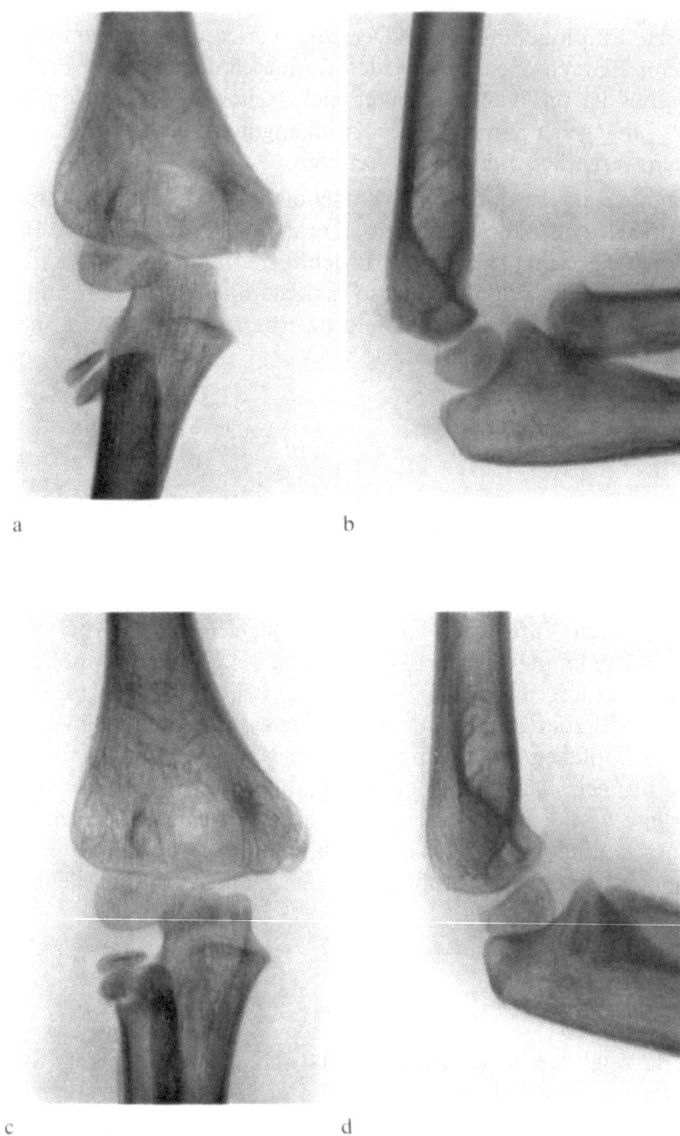

Abb. 10a–h. Bruch des Radiushalses rechts bei einem 8jährigen Mädchen. a und b. Starke Achsen- und Seitenverschiebung im primären Bild. c und d. 4 Wochen nach Aufrichtung mit Steinmann-Nagel und Gipsfixation. e und f. Zweieinhalb Jahre nach Unfall. Das Speichenköpfchen gegenüber der Vergleichsseite etwas verplumpt. g und h. Vergleichende Seitenaufnahmen, freie Funktion

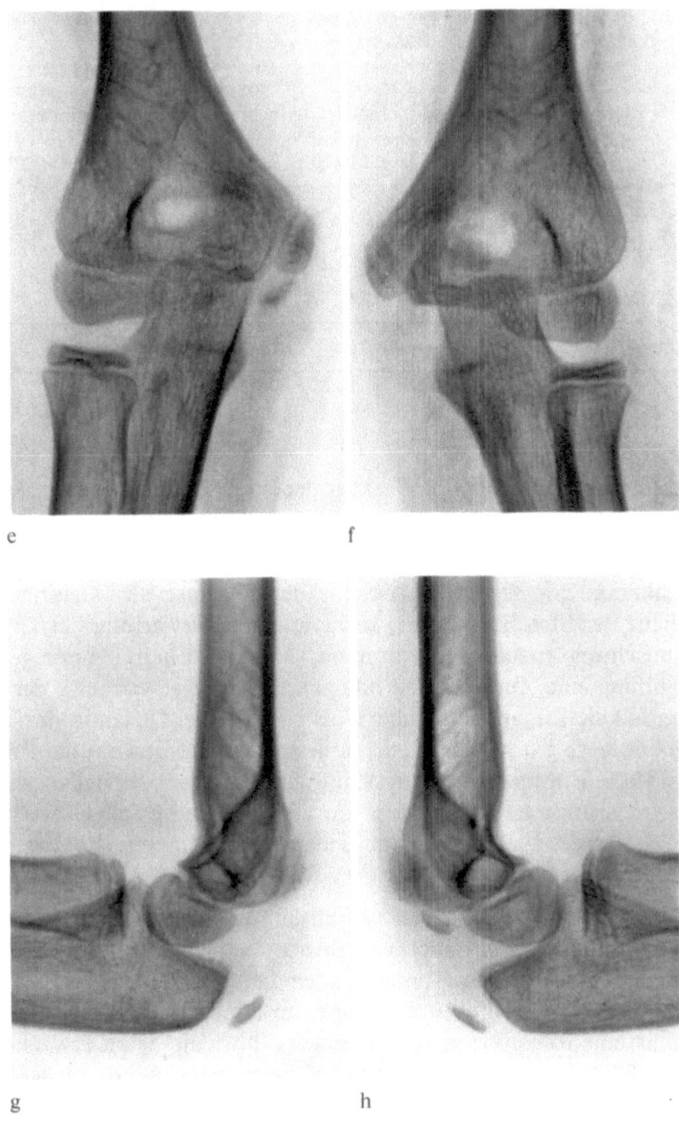

e f

g h

Abb. 10e—h

Diskussion

Die Brüche des Ellenhakens können manchmal zwischen dem 8. und 12. Lebensjahr diagnostische Schwierigkeiten bereiten, da in dieser Wachstumsperiode oft zwei, manchmal auch drei Knochenkerne vor-

Tabelle 12. *Bewegungseinschränkung in Abhängigkeit vom Grad der Verschiebung bei 17 Frakturen des Radiushalses im Wachstumsalter*

		Beuge-behinderung		Streck-behinderung		Pronations-behinderung			Supinations-behinderung		
		keine	> 10°	keine	> 10°	keine	< 30°	30°	keine	< 30°	30°
Grad der Verschiebung											
< 10°	8	8	–	7	–	7	1	–	8	–	–
> 10°	8	7	1	8	1	7	1	–	7	1	–
kompl. Lösung	1	1	–	–	1	–	–	1	–	–	1
Insgesamt	17	16	1	15	2	14	2	1	15	1	1

handen sind, die fälschlich als Fraktur gedeutet werden könnten. Exakte klinische Untersuchung und das obligate Vergleichsröntgen der gesunden Seite werden Unklarheiten beseitigen helfen.

Die Indikation zur Operation ist aus der Diastase als Ausdruck der Insuffizienz des Streckapparates, sowie aus der Verwerfung der Gelenkfläche unschwer abzuleiten. Baumann, Morger, Ehalt bevorzugen als Osteosynthese eine Zugschraube oder Drahtschlinge. Wir sind der Auffassung, daß die Zuggurtung nach Weber gerade bei Olecranonfrakturen die zur Zeit beste Form der Osteosynthese darstellt. Obwohl die Fraktur damit praktisch immer belastungsstabil zu versorgen ist, stellen wir das Ellenbogengelenk wenigstens bis zur Wundheilung im Gipsverband ruhig. Wir haben auch bei Erwachsenen nie nachteilige Folgen dieser Ruhigstellung gesehen.

Die relativ häufigen Brüche des Radiushalses unterscheiden sich nicht nur in pathologisch-anatomischer Hinsicht von den Radiusköpfchenbrüchen des Erwachsenen, sondern auch in therapeutischen Belangen. Einerseits heilen Achsenfehlstellungen beim Kind bis zu 10° im Rahmen des Wachstums folgenlos aus, andererseits führt die beim Erwachsenen bewährte Exstirpation des Radiusköpfchens beim Kind zu schwerer Deformität im Handgelenkbereich im Sinne der manus radioflexa. Sollte beim Kind auf Grund eines Bruches am proximalen Speichenende eine derartige Bewegungseinschränkung entstehen, die an eine Exstirpation des Speichenköpfchens denken läßt, so muß das Ende der Wachstumsperiode abgewartet werden.

Bei 8 Kindern, die eine Achsenabweichung über 10° zeigten, führte die Repositionsmethode nach Oppolzer bei 5 Fällen nicht zum Ziel. Allerdings haben wir das Repositionsmanöver, das mit relativ starkem Druck

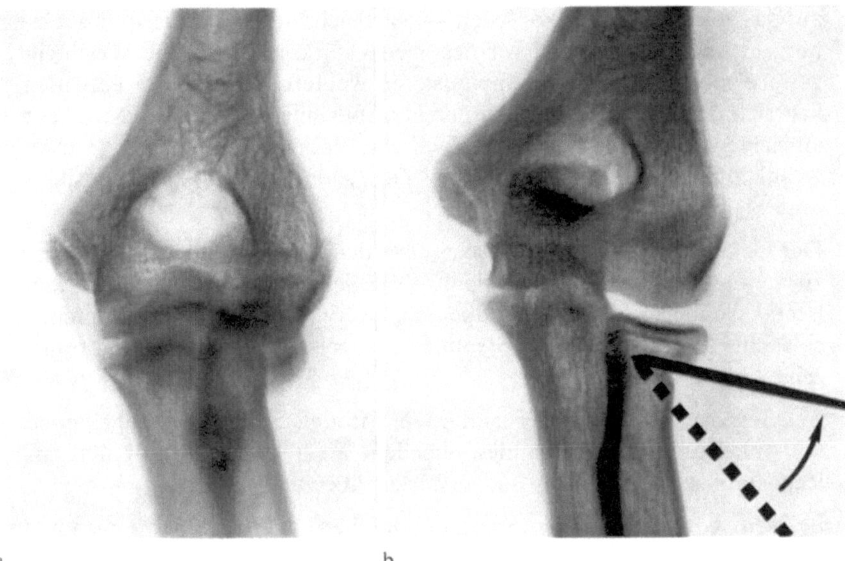

a b

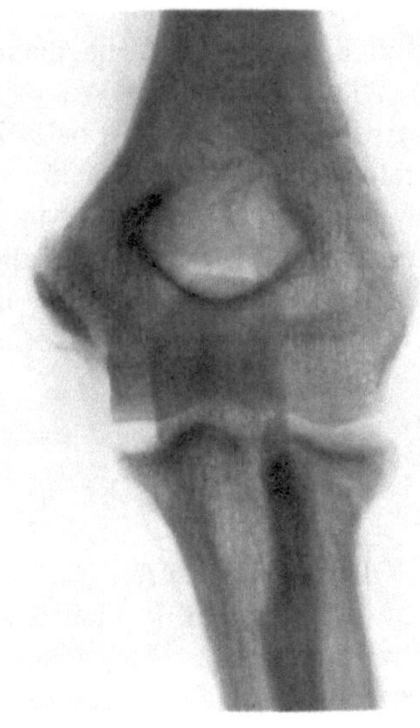

c

Abb. 11a–c. Bruch des Radiushalses bei einem 11jährigen Mädchen. a Primäres Bild mit Streckhemmung und typischer Fehlstellung des Speichenköpfchens. b. Intraoperatives Bild zeigt die Lage und das Bewegungsausmaß des Steinmann-Nagels, die zur Reposition führt. c. Knöcherne Heilung nach 2 Monaten in anatomisch reponierter Stellung

auf das gekippte Radiusköpfchen – bei gleichzeitiger Varisierung – einhergeht, nicht forciert, da wir das meist stark geschwollene Weichteilgewebe nicht noch mehr traumatisieren wollten. Bei diesen 5 Patienten ließ sich das Speichenköpfchen percutan mit einem Steinmann-Nagel gut aufrichten. Diese Methode ist einfach und schonend und führt, wie unser Krankengut zeigt, fast immer zum Ziel, sodaß eine offene Reposition unterbleiben kann.

Der Gefahr, den tiefen Ast des Nervus radialis mit dem Steinmann-Nagel zu verletzen, kann man aus dem Wege gehen, indem man nicht rein lateral, sondern *dorso*-lateral über dem verworfenen Speichenköpfchen einsticht. Die Bewegung des Steinmann-Nagels, die zur Reposition führt, zeigt Abb. 11.

Im Gegensatz zu J. Böhler entfernen wir den Steinmann-Nagel noch *vor* Anlegen des Gipsverbandes, nachdem wir uns von der Stabilität des Repositionsergebnisses im Bildverstärker überzeugt haben.

Bei dem völlig losgelösten Speichenköpfchen, das sich überraschenderweise mit dem Steinmann-Nagel percutan einrichten ließ, mußten wir das Repositionsergebnis durch eine temporäre Arthrodese nach Witt mit einem Bohrdraht halten. Schon nach 14 Tagen kam es zum Bruch des Bohrdrahtes – eine Komplikation, die nach Düben schon mehrmals beobachtet werden konnte und auf Wackelbewegungen im Gipsverband zurückgeführt wird. Bei völliger Loslösung des Speichenköpfchens vom Schaft besteht die Gefahr der Nekrose des Fragmentes, der um so eher begegnet werden kann, je rascher und exakter die – meist offene – Reposition erfolgt, wobei in vielen Fällen eine Osteosynthese nicht notwendig ist. Ehalt versucht durch Implantation eines autologen Knochenspanes die Anheilungsaussichten des Radiusköpfchens zu verbessern.

Schlußfolgerung

Die Behandlung der Olecranonfrakturen im Wachstumsalter unterscheidet sich sowohl hinsichtlich der Indikationsstellung als auch der Osteosynthese nicht von der des Erwachsenen. Der Zuggurtung ist gegenüber jeder anderen Form der Osteosynthese der Vorzug zu geben.

Bei Frakturen des Radiushalses oder bei den seltenen Epiphysenlösungen am proximalen Speichenende ist bis zu einer Achsenabweichung von 10° keine Reposition notwendig. Bei Fehlstellung über 10° führen wir die Reposition durch Druck auf das Speichenköpfchen (Oppolzer) durch oder richten mit dem Steinmann-Nagel percutan das proximale Speichenende auf (J. Böhler). Bei völliger Loslösung vom Schaft muß das Fragment, will man eine Nekrose desselben weitgehendst verhindern, so rasch und schonend wie möglich reponiert werden. Als Fixation empfiehlt sich – abgesehen vom Gipsverband – die Bohrdrahtfixation nach Witt, wobei allerdings Brüche des Bohrdrahtes beobachtet werden. Die Exstirpation des Speichenköpfchens ist in der Wachstumsperiode kontraindiziert und darf erst nach Beendigung des Knochenwachstums durchgeführt werden. Auch von der Exstirpation der Köpfchenepiphyse ist abzuraten.

E. Verrenkungen im Ellenbogenbereich

Im Rahmen dieser Verletzungsform gibt es drei Möglichkeiten:

1. Luxation des Ellenbogengelenkes (17 Fälle)
2. Verrenkungsbruch des Speichenköpfchens (1 Fall)
3. Perianuläre Subluxation des Speichenköpfchens (nicht inbegriffen)

1. Verrenkungen des Ellenbogengelenkes (17 Fälle)

Verletzungsmechanismus

Bei Kindern ist eine Verrenkung des Ellenbogengelenkes nicht so selten wie vielfach beschrieben wird (Ehalt, Morger u.a.). Blount findet sie in 6% seiner Fälle, während in unserem Krankengut eine Häufigkeit von 10,8% vorliegt. Gegen Ende der Wachstumsperiode kommt es, wie aus Tabelle 1 ersichtlich, zu einem deutlichen Anstieg der Frequenz dieser Verletzungsform. Der Verletzungsmechanismus entspricht nach Ehalt im wesentlichen dem der suprakondylären Fraktur. Diese Tatsache erklärt auch die umgekehrte proportionale Frequenz dieser beiden Verletzungsformen in den einzelnen Wachstumsperioden. Etwa die Hälfte der Ellenbogenverrenkungen geht mit Begleitverletzungen einher, die die Behandlung und damit auch das Spätergebnis beeinflussen.

Tabelle 13 zeigt die Abhängigkeit der Begleitverletzung vom Verrenkungstyp (Tabelle 13).

Baumann weist auch auf die Gefahr von Nerven- und Gefäßverletzungen hin und unterstreicht die Bedeutung der klinischen Untersuchung. In unserem Krankengut war bei allen Kindern die Durchblutung und Nervenversorgung ungestört.

Therapie

In Allgemeinnarkose unter Anwendung von Muskelrelaxantien ließ sich die Reposition unter Zug am gebeugten Ellenbogengelenk leicht und vor allem schonend durchführen. Anschließend wurden noch in Narkose, *ohne* Gipsverband, Röntgenaufnahmen in beiden Ebenen durchgeführt, um sich erstens von der gelungenen Reposition zu überzeugen und

Tabelle 13. *Abhängigkeit der Begleitverletzung vom Verrenkungstyp bei 17 Luxationen des Ellenbogengelenkes im Wachstumsalter*

Verrenkungs-typ		Keine	Epicondylus ulnaris	Condylus radialis	Condylus ulnaris	Collum radialis
rein dorsal	6	4	–	–	1	1
radial dorsal	7	3	4	–	–	–
ulnar dorsal	3	1	–	2	–	–
rein ventral	1	1	–	–	–	–
Insgesamt	17	9	4	2	1	1

Tabelle 14. *Abhängigkeit der Beuge- und Streckfunktion von Begleitverletzungen bei 17 Luxationen des Ellenbogengelenkes im Wachstumsalter*

		Beuge-behinderung				Streck-behinderung				Über-streckung
		keine	< 10°	10°	> 10°	keine	< 10°	10°	10–20°	10°
Verrenkung ohne Begleit-verletzung	9	6	1	2	–	5	2	1	1	–
mit Begleit-verletzung	8	6	–	2	–	3	–	2	1	2
Insgesamt	17	12	1	4	–	8	2	3	2	2

zweitens Begleitverletzungen beurteilen zu können. Anschließend wurde ein Oberarmgipsverband für 3 Wochen in Rechtwinkelstellung des Ellenbogens angelegt und eine zweite Röntgenkontrolle angefertigt. Von insgesamt 4 Abrißbrüchen des ulnaren Epicondylus mußten 3 operativ versorgt werden (je einmal Verschraubung, gekreuzte Bohrdrähte und Exstirpation). Auch die beiden Frakturen des Condylus radialis wurden operativ versorgt, da eine deutliche Verschiebung bestand.

Ergebnisse

Tabelle 14 zeigt die Ergebnisse der Flexions- und Extensionsbewegung. Die Drehbewegung war bei 2 Patienten (je einmal mit und einmal ohne Begleitverletzung) in beiden Richtungen endlagenbehindert, sonst frei.

Das funktionelle Resultat wurde durch die zusätzliche Begleitverletzung *nicht* beeinflußt. Hingegen zeigten sich im Röntgen bei 6 von den 9 reinen Luxationen deutliche Weichteilverkalkungen (Kapsel- und Bandverknöcherungen). Bei den 8 Fällen, die zur Verrenkung noch eine Begleit-

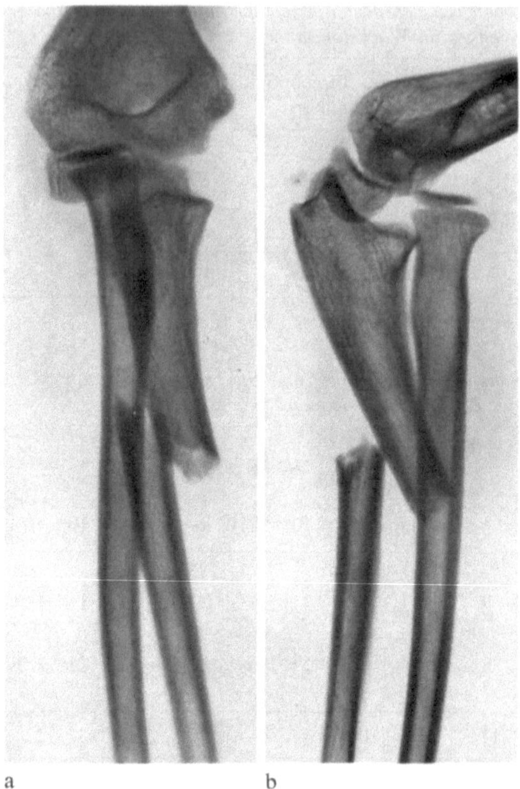

Abb. 12a–f. 10jähriger Knabe mit Monteggia-Fraktur. a und b. Primäres Bild nach Einlieferung.

verletzung aufwiesen, war dies nur zweimal der Fall. Die Beweglichkeit wurde dadurch jedoch nicht beeinflußt.

2. Verrenkung des Speichenköpfchens (1 Fall)

Die Verrenkungen des Speichenköpfchens sind häufig mit anderen Verletzungen im Ellenbogenbereich kombiniert, können aber auch in seltenen Fällen isoliert vorkommen. Wustmann sammelte die angeborenen Luxationen der Weltliteratur, die nach Ehalt manchmal doch auf ein unbekanntes Trauma zurückzuführen sind.

Meist luxiert das Speichenköpfchen nach volar, selten nach radial und noch viel seltener nach dorsal. Eine gleichzeitige Schädigung des Nervus

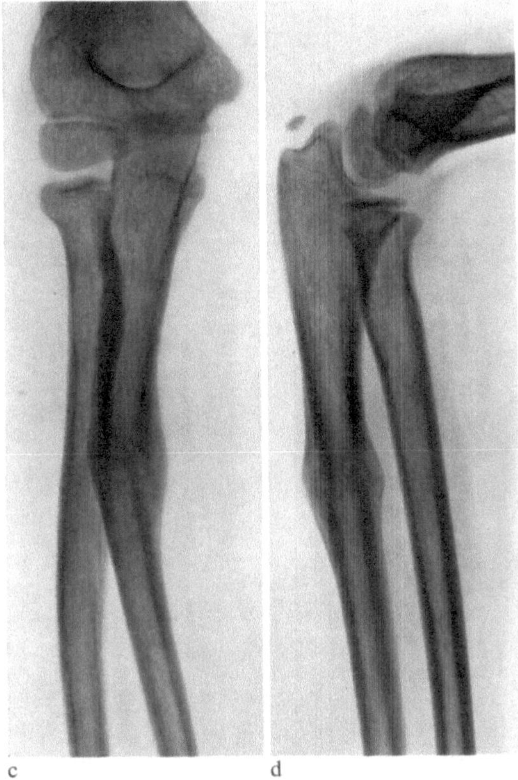

Abb. 12c und d. 10 Wochen nach Reposition und Gipsfixation knöchern in Fehlstellung geheilt.

radialis liegt im Bereiche der Möglichkeit. In unserem Material fand sich eine Verrenkung des Speichenköpfchens nur einmal im Zusammenhang mit einem Ellenschaftbruch – eine Kombination, die als Monteggia-Fraktur bekannt ist.

Nach konservativer Therapie war das funktionelle Ergebnis nach 4 Jahren seitengleich, obwohl im Röntgen die Elle eine Fehlstellung im ap-Strahlengang von 10° Varus aufwies (Abb. 12).

3. Perianuläre Subluxation des Speichenköpfchens

Verletzungsmechanismus und Therapie

Diese Verletzungsform kommt nur bei Kindern unter 4 Jahren vor, da in diesem Zeitraum das Speichenköpfchen als solches noch nicht voll

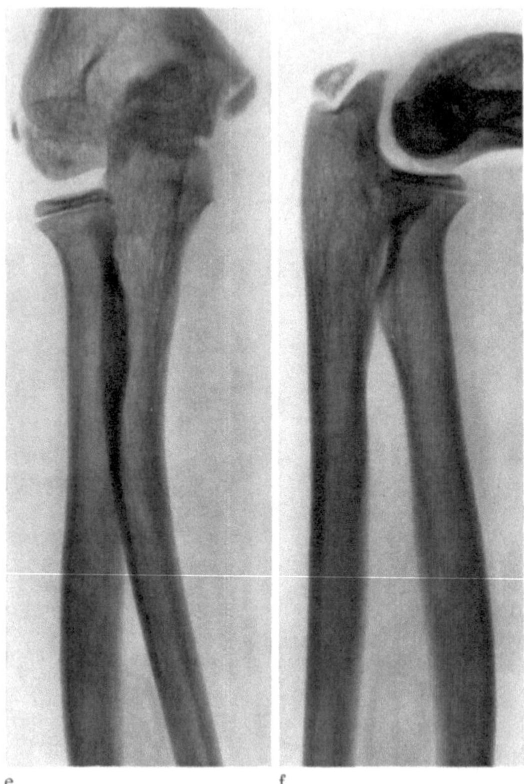

Abb. 12 e und f. 4 Jahre nach Unfall Varusfehlstellung von 10° bei freier Funktion und subjektiver Beschwerdefreiheit

ausgebildet ist und annähernd den gleichen Umfang wie der anschliessende Radiushals aufweist.

Bei plötzlichem Zug in der Längsachse des Armes bei gestrecktem Ellenbogengelenk wird das Radiusköpfchen aus dem Ligamentum anulare herausgezogen, wobei letzteres im Humero-Radialgelenk interponiert ist. Diesem Verletzungsmechanismus liegen auch die Synonyma „nurse made elbow“ oder „pulled elbow“ zugrunde.

Das Ellenbogengelenk wird in leichter Beugestellung und Pronation gehalten und geschont. Aus der Anamnese, dem klinischen Bild und dem negativen Röntgenbefund wird die Diagnose gestellt. Die Reposition gelingt immer ohne Anaesthesie durch Supination. Mit dem an der Beugeseite über dem Speichenköpfchen liegenden Daumen fühlt man deutlich das Einschnappen des Radiusköpfchens. Eine entsprechende Aufklärung der Eltern über den Verletzungsmechanismus und ein Armtragetuch für einige Tage wird meist eine Reluxation verhindert. Diese Fälle wurden in die vorliegende Arbeit nicht aufgenommen.

Diskussion

Ellenbogenluxationen sind wahrscheinlich häufiger als sie diagnostiziert werden, da es doch bei manchen Fällen zur Spontanreposition gekommen ist. Besonders bei Abrißfrakturen des Epicondylus ulnaris, der typischen Begleitverletzung, wird man an eine stattgehabte Verrenkung denken müssen. Als sicher wird die Luxation bei Interposition des Epicondylus ulnaris im Gelenkspalt und bei zusätzlicher primärer Ulnarisschädigung angesehen (Wittich).

Wie aus unserem Krankengut hervorgeht, besteht ein Zusammenhang von Verrenkungstyp und Begleitverletzung. Bei der häufigsten radiodorsalen Verrenkungsform ist bei über der Hälfte der Fälle der Epicondylus ulnaris abgebrochen (Tabelle 13). Auch Arnold u. Lindeau machten diese Beobachtung.

Ventrale, aber auch divergierende Verrenkungen sind sehr seltene Formen. Wir haben nur eine ventrale Verrenkung bei einem 4 Jahre alten Kind gesehen.

Für die Beurteilung der Schwere der Begleitverletzung, die die Behandlung wesentlich beeinflußt, ist das Röntgenbild unmittelbar nach Reposition von entscheidender Bedeutung. Vielfach wird man jetzt die Begleitverletzung erst erkennen bzw. über die weitere Therapie (ob konservativ oder operativ) entscheiden können. Auch die Ruhigstellung des Ellenbogengelenkes im Gipsverband hängt davon ab. Reine Luxatioen werden 3 Wochen ruhiggestellt, bei zusätzlicher Verletzung kann die Befristung des Gipsverbandes bis zu 6 Wochen notwendig sein. Ganz besonders bei Ellenbogenverrenkungen ist eine physikalische Bewegungstherapie kontraindiziert, da gerade bei dieser Verletzungsform die Gefahr der Myositis ossificans und Kapselverknöcherungen besonders groß ist (L. Böhler, Wruhs).

Luxationen des Speichenköpfchens werden oft übersehen. Baumann weist darauf hin, daß die Längsachse der Speiche *durch* den Mittelpunkt des Capitulum humeri gehen muß. Dieser „geometrische" Hinweis und vor allem, daß man an eine Luxation denkt, sind wesentliche Momente, die zur richtigen Diagnose führen. Auch muß jeder Ellenschaftbruch so röntgenologisch dargestellt werden, daß eine Beurteilung des Speichenköpfchens möglich ist, d.h. der Zentralstrahl muß auf das Ellenbogengelenk gerichtet sein. Gerade diese Monteggia-Frakturen, die zahlenmäßig den größten Anteil der Radiusköpfchenverrenkungen darstellen, werden häufig übersehen (Lehfuß).

Wir konnten nur einen Fall einer Luxation des Radiusköpfchens im Rahmen einer Monteggia-Verletzung beobachten, den wir konservativ behandelten (Abb. 12). Eine operative Stabilisierung der Elle mittels Platte kann die Behandlung erleichtern.

Frische isolierte Verrenkungen des Speichenköpfchens bereiten bei der Reposition meist keine Schwierigkeiten. Bei Tendenz zur Reluxation ist die operative Therapie in Form von blutiger Reposition und Bohrdrahtfixation nach Witt die Therapie der Wahl. Das zerrissene Ligamentum anulare kann auch im Gelenk interponiert sein und ein Repositionshindernis darstellen.

Schlußfolgerung

Die Diagnose der Luxation des Ellenbogengelenkes ist einfach, die Spätergebnisse können aber durch eine falsche Bewertung der häufigen Begleitverletzungen schlecht sein. Um dies zu vermeiden, ist die Röntgenaufnahme unmittelbar nach der Reposition von eminenter Bedeutung. Die Therapie richtet sich nach den Begleitverletzungen, die das Vorgehen entscheidet.

Bei den Verrenkungen des Radiusköpfchens ist die Diagnose meist erschwert, da man sich vielfach auf die Begleitverletzung konzentriert und die Luxation übersieht. Für die Vermeidung von Fehldiagnosen ist unserer Meinung nach der Hinweis von Baumann, daß die Achse der Speiche durch den Mittelpunkt des Capitulum humeri gehen muß, aber auch das bewußte Denken an eine Luxation der sicherste Weg. Die Therapie bietet bei dieser Verletzungsform keine wesentlichen Probleme.

Literatur

Arnold, K., Lindenau, K.F.: Die kindliche Ellenbogenluxation. Zbl. Chir. **95**, 873 (1970)

Barz, B., Hartmann, H.: Behandlung der dislozierten suprakondylären Humerusfrakturen im Kindesalter. Akt. Chir. **8**, 315 (1973)

Baumann, E.: Ellenbogen, spezielle Frakturen und Luxationslehre. Stuttgart: G. Thieme, 1965

Baumann, E.: Distale oberarmbrüche beim Kind. Chir. Praxis **4**, 317 (1967)

Bay, V., Bulle, G.: Beitrag zur konservativen Behandlung der suprakondylären Humerusfrakturen im Kindesalter. Z. Kinderchir., Suppl. z. Bd. **11**, 749 (1972)

Beck, E.: Brüche des radialen Oberarmkondyls bei Kindern. Arch. orthop. Unfall-Chir. **60**, 340 (1966)

Blount, W.P.: Knochenbrüche bei Kindern. Stuttgart: G. Thieme 1957

Böhler, J.: Konservative Behandlung des Bruches des Kapitulum humeri. Arch. orthop. Unfall-Chir. **48**, 323 (1956)

Böhler, J.: Gedeckte Bohrdrahtosteosynthese kindlicher Oberarmbrüche. Chir. Praxis. **3**, 397 (1959)

Böhler, J.: Ulnarisschädigung nach perkutaner Bohrdrahtosteosynthese der suprakondylären Oberarmbrüche. Zbl. Chir. **90**, 138 (1965)

Böhler, J.: Entgegnung zum Beitrag B. Henningsens. Mschr. Unfallheilk. **72**, 548 (1969)

Böhler, L.: Der Bruch des Oberarmköpfchens (Fractura capituli humeri) und der Bruch der Oberarmrolle mit dem Köpfchen (Fractura trochlae et capituli humeri) typische anatomische konstitutionell bedingte Verletzungen. Arch. orthop. Unfall-Chir. **28**, 734 (1930)

Böhler, L.: Die Ursachen der Myositis ossificans traumatica nach Ellenbogenverrenkungen. Fortschr. Röntgenstr. **53**, 1 (1936)

Böhler, L.: Behandlung der suprakondylären Oberarmbrüche bei Kindern und Jugendlichen. Mschr. Unfallheilk. **64**, 1 (1961)

Brinkmann, U.: Zum Mechanismus der Gefäßdrosselung bei der suprakondylären Humerusfraktur. Zbl. Chir. **35**, 1497 (1952)

Buri, P.: Traumatologie der Blutgefäße. Bern-Stuttgart-Wien: Huber 1973

Drapanas, Th., Hewitt, R.L., Weichert, III., R.F., Smith, A.D.: Civilian vascular injuries: A critical appraisal of three decades of management. Ann. Surg. **173**, 351 (1970)

Driessen, A.P.P.M., Binnendijk, B.: Frakturen des medialen Epikondylus humeri und des lateralen Kondylus humeri bei Kindern. Z. Kinderchir. Suppl. z. Bd. **11**, 756 (1972)

Düben, W.: Frakturen des Ellenbogengelenkes. Z. Kinderchir., Suppl. z. Bd. **11**, 736 (1972)

Edelhof, J.: Die operative Stellung der Frakturen des distalen Humerusendes im Kindesalter. Bruns Beitr. klin. Chir. **188**, 3 (1954)

Ehalt, W.: Verletzungen bei Kindern und Jugendlichen. Stuttgart: F. Enke 1960

v. Ekesparre, W., Übermuth, H.: Die Behandlung der suprakondylären Humerusfrakturen im Kindesalter. Dtsch. med. J. **9**, 158 (1958)

Felsenreich, F.: Kindliche suprakondyläre Frakturen und posttraumatische Deformitäten des Ellenbogengelenkes. Arch. orthop. Unfall-Chir. **29**, 555 (1931)

Fischer, A.W.: Die ischämische Muskelkontraktur, Verschulden des Arztes? Chirurg **33**, 145 (1962)

Griffiths, D.L.: Volmann's ischemic contracture. Brit. J. Surg. **28**, 239 (1940)

Griffiths, D.L.: Vascular lesions in orthopaedics. J. Bone Jt. Surg. **41**-B, 215 (1959)

Hagen, R.: Zur Behandlung der suprakondylären Humerusfraktur beim Kind. Chirurg **39**, 414 (1968)

Harman, J.W.: A histological study of skeletal muscle in acute ischemia. An. J. Path. **23**, 551 (1947)

Harman, J.W.: The significance of local vascular phenomena in the production of ischemic necroses in skeletal muscle. An. J. Path. **24**, 625 (1948)

Harman, J.W., Gwinn, R.P.: The recovery of skeletal muscle fibers from acute ischemia as determined by histological and chemical methods. An. J. Path. **25**, 741 (1949)

Henningsen, B.: Zur Prophylaxe der Myositis ossificans traumatica localisata nach Ellenbogenverletzungen im Kindes- und Jugendalter. Mschr. Unfallheilk. **72**, 73 (1969)

Henrikson, B.: Supracondylar fractures of the humerus in children. Acta chir. scand. Suppl. **369** (1966)

Henssge, J., Linka, F.: Volkmann- Kontraktur und schnürender Verband. Beitr. Orthop. Traum. (28) **15**, 27 (1968)

Hofmann, S.: Die Fraktur des Kondylus radialis humeri im Kindesalter. Chir. Praxis **9**, 391 (1965)

Hofmann, V.: Zur Behandlung der suprakondylären Humerusfrakturen im Kindesalter. Zbl. Chir. **48**, 1678 (1968)

Hofmann, V.: Ursachen der Funktionsstörungen nach suprakondylären Humerusfrakturen im Kindesalter. Beitr. Orthop. Traum. **15**, 25 (1968)

Jahna, H.: Erfahrungen mit einer ungefährlichen konservativen Behandlungsmethode bei 73 stark verschobenen kindlichen Oberarmbrüchen. Arch. orthop. Unfall-Chir. **50**, 537 (1959)

Jahna, H., Poigenfürst, J.: Neuere Gesichtspunkte zur Pathogenese und Prophylaxe der ischämischen Muskelkontraktur. Akt. Chir. **4**, 229 (1966)

v. Lanz, T., Wachsmuth, W.: Praktische Anatomie Bd. I/3, 2. Aufl. Springer Berlin-Göttingen-Heidelberg: 1959

Learie, M.Mc., Merson, R.D.: Zit. bei Hofmann S., Chir. Praxis **9**, 405 (1965)

Lehfuss, H.: Ein Beitrag zur Monteggia-Verletzung im Kindesalter. Mschr. Unfallheilk. **77**, 59 (1974)

Lipscomb, P.R., Burleson, R.J.: Vascular and neural complications in supracondylar fractures of the humerus in children. J. Bone Jt Surg. **37**-A, 487 (1955)

Lubinus, F.: Über den Entstehungsmechanismus und die Therapie der suprakondylären Humerusfrakturen. Dtsch. Z. Chir. **186**, 289 (1924)

Magerl, F., Zimmermann, H.: Wachstumsbedingte Fehlstellung nach suprakondylären Humerusfrakturen im Kindesalter. Tagung. der Deutschen Gesellschaft für Orthopädie und Traumatologie Wien 1969

Milch, H.: Fractures and fracture dislocation of the humeral condyls. J. Trauma **4**, 591 (1964)

Morger, R.: Frakturen und Luxationen am kindlichen Ellenbogen. Basel-New York: S. Karger 1965

Morger, R.: Zur suprakondylären Humerusfraktur beim Kind. Z. Kinderchir., **3**, 67 (1966)

Morger, R.: Verletzungen am kindlichen Ellenbogen. Z. Kinderchir., Suppl. z. Bd. **11**, 717 (1972)

Niederecker, K.: Die ischämische Kontraktur. Beiheft z. Z. Orthop. **90**, 396 (1957)

Niehans, P.: Zur Frakturbehandlung durch temporäre Annagelung. Langenbecks Arch. klin. Chir. **73**, 167 (1904)

Page, C.M.: An Operation for the Relief of Flexionscontracture in Forarm. J. Bone Jt Surg. 5-B, 233 (1923)

Pömpner, K.: Schwere offene kindliche suprakondyläre Humerusfraktur. Zbl. Chir. **98**, 1622 (1973)

Poigenfürst, J.: Rheographische Untersuchungen am suprakondylären Oberarmbruch. Klin. Med. (Wien) **19**, 165 (1964)

Poigenfürst, J.: Folge eines verspätet operierten kindlichen Oberarmkondylenbruches. Arch. orthop. Unfall-Chir. **60**, 364 (1966)

Reismann, B., Vittali, H.P.: Die Behandlung der suprakondylären Humerusfraktur des Kindesalter — Fehler, Gefahren und Ergebnisse. Z. Kinderchir. **9**, 250 (1970)

Sattler, P., Schulte, H.D., Dörr, B.: Die Ergebnisse der Behandlung suprakondylärer Oberarmfrakturen bei Kindern unter besonderer Berücksichtigung der Methode nach Blount. Zbl. Chir. **96**, 125 (1971)

Scaglietti, O.: Diskussion über ischämische Kontrakturen. Orthop. Z. Chir. **42**, 856 (1956)

Schink, W.: Die Fractura supracondylica humeri und die ischämische Kontraktur im Kindesalter. Chirurg. **39**, 417 (1968)

Schlag, G., Hable, W.: Die gedeckte Bohrdrahtosteosynthese des stark verschobenen kindlichen suprakondylären Oberarmbruches. Mschr. Unfallheilk. **74**, 97 (1971)

Schubert, K., Forberger, S.: Behandlungsergebnisse gelenknaher distaler Oberarmfrakturen bei Kindern. Zbl. Chir. **36**, 1231 (1971)

Smith, F.M.: Fractures and Dislocations Involving Elbow Joint, Surgical Treatment of the Motorskeletal System. Philadelphia-London-Montreal: E.W. Bancraft, M.C. Markle, J.B. Lippincott 1945

Smith, F.M.: Medical epicondyle injuries. J. Amer. med. Ass. **11**, 396 (1950)

Steinhäuser, W.: Ischämische Kontraktur als Folge der suprakondylären Oberarmfraktur und ihre Beseitigung durch eine einfache Operation. Beitr. Orthop. Traum. **15**, 23 (1968)

Strock, P.E., Majno, G.: Vascular response to experimental tourniquet ischemia. Surg. Gynec. Obstet. **129**, 309 (1968)

Teutsch, W., Schmidt, H.: Nachuntersuchungsergebnisse konservativ behandelter suprakondylärer Humerusfrakturen bei Kindern. Zbl. Chir. **92**, 2874 (1967)

Übermuth, H., Reichmann, J.: Experimentelle Untersuchungen zur Ätiologie der ischämischen Muskelkontraktur. Zbl. Chir. **89**, 1945 (1964)

Übermuth, H., Bertolini, R.: Warum tritt die ischämische Kontraktur nur bei Kindern auf? Zbl. Chir. **92**, 101 (1967)

Viernstein, K.: Die Behandlung schlecht verheilter suprakondylärer Frakturen im Jugendalter. Z. Orthop. **88**, 362 (1957)

Volkmann, R.: Die ischämischen Muskellähmungen und Kontrakturen. Zbl. Chir. **8**, 801 (1881)

Watson-Jones, R.: Fractures and Joint Injuries. Edinburgh: E.S. Livingstone Ltd. 1952

Weller, S., Koslowski, L., Rötzel, J.: Die suprakondyläre Humerusfraktur im Kindesalter. Med. Welt **16**, 831 (1965)

Wense, G.: Ergebnisse der Behandlung suprakondylärer Humerusfrakturen bei Kindern. Arch. orthop. Unfall-Chir. **49**, 355 (1957)

Winkler, E.: Suprakondyläre Humerusfraktur-percutane Doppeldrahtspießung. Unfallheilk. **102**, 154 (1970)

Witt, A.N.: Zur operativen Behandlung der suprakondylären Humerusfrakturen im Kindesalter. Chirurg **26**, 488 (1955)

Witt, A.N.: Traumatische Schäden des Bewegungsapparates. In: Handbuch der Orthopädie Bd. 1, hrsg. v. Hohmann G., Hackenbroch M., Lindemann K., Stuttgart: G. Thieme 1957

Witt, A.N.: Die transartikuläre Fixation bei Frakturen und Luxationen im Bereiche des Humeroradialgelenkes. In: Chirurg im Fortschritt, hrsg. von Maurer, G. Stuttgart: F. Enke, 1965

Wittich, H.: Der Abriß am Epicondylus ulnaris humeri bei Jugendlichen und seine Nachuntersuchungsergebnisse. Mschr. Unfallheilk. **67**, 513 (1964)

Wruhs, O.: Zur Entstehung der Myositis ossificans nach Ellenbogenverrenkungen. Mschr. Unfallheilk. **70**, 399 (1967)

Wustmann, O.: Die Chirurgie des Ellenbogengelenkes. Berlin: Walter de Gruyter 1954